U0251948

心·烛
XIN ZHU

[美]苏泽特·格拉斯纳－爱德华兹

（SUZETTE GLASNER-EDWARDS, PHD）著

袁献远 田婧慧子 王倩怡 韩欣然 译

戒瘾康复技能手册

用认知行为疗法、正念及动机性访谈技巧改善成瘾行为

四川大学出版社
SICHUAN UNIVERSITY PRESS

图书在版编目（CIP）数据

戒瘾康复技能手册：用认知行为疗法、正念及动机性访谈技巧改善成瘾行为 /（美）苏泽特·格拉斯纳-爱德华兹著；袁献远等译. — 成都：四川大学出版社，2024.1

ISBN 978-7-5690-5379-1

Ⅰ. ①戒… Ⅱ. ①苏… ②袁… Ⅲ. ①药瘾—手册 Ⅳ. ① R969.3-62

中国版本图书馆 CIP 数据核字（2022）第 013507 号

四川省版权局著作权合同登记图进字 21-23-148 号

THE ADDICTION RECOVERY SKILLS WORKBOOK: CHANGING ADDICTIVE BEHAIORS
USING CBT, MINDFULNESS, AND MOTIVATIONAL INTERVIEWING TECHNIQUES
by SUZETTE GLASNER-EDWARDS PHD
Copyright: © 2015 BY SUZETTE GLASNER-EDWARDS
This edition arranged with NEW HARBINGER PUBLICATIONS
through BIG APPLE AGENCY, LABUAN, MALAYSIA.
Simplified Chinese edition copyright:
2022 SoberLife Technology Co., Ltd.
All rights reserved.

本书中文简体版由 New Harbinger Publications 通过 BIG APPLE AGENCY 于 2022 年
授权清醒人生（成都）科技有限公司。
版权所有，侵权必究。

书　　名：戒瘾康复技能手册：用认知行为疗法、正念及动机性访谈技巧改善成瘾行为
　　　　　Jieyin Kangfu Jineng Shouce: Yong Renzhi Xingwei Liaofa, Zhengnian ji Dongjixing
　　　　　Fangtan Jiqiao Gaishan Chengyin Xingwei
著　　者：[美]苏泽特·格拉斯纳-爱德华兹
译　　者：袁献远　田婧慧子　王倩怡　韩欣然
丛 书 名：心·烛

丛书策划：张建全　张　晶　张伊伊　　　选题策划：张　晶　何　静
责任编辑：张　晶　　　　　　　　　　　责任校对：于　俊
装帧设计：李　沐　　　　　　　　　　　责任印制：王　炜

出版发行：四川大学出版社有限责任公司
　　　　　地址：成都市一环路南一段 24 号（610065）
　　　　　电话：（028）85408311（发行部）、85400276（总编室）
　　　　　电子邮箱：scupress@vip.163.com
　　　　　网址：https://press.scu.edu.cn
印前制作：成都墨之创文化传播有限公司
印刷装订：四川省平轩印务有限公司

成品尺寸：170mm×240mm
印　　张：13.875
字　　数：184 千字

版　　次：2024 年 1 月 第 1 版
印　　次：2024 年 1 月 第 1 次印刷
定　　价：62.00 元

本社图书如有印装质量问题，请联系发行部调换

四川大学出版社
微信公众号

版权所有 ◆ 侵权必究

谨以此书献给莉莉·爱德华兹和莉娅·爱德华兹

她们鼓励我尽我所能帮助人们做出改变

当我们帮助一个人康复时，我们也在慢慢治愈这个世界

目录

序一

莫关耀

物质成瘾行为与人类相生相伴。从烟草、酒精到麻醉药品和精神药品，成瘾性物质的滥用严重妨害人类健康发展。为此，各行各业的专家做出诸多努力，不论是在法学、社会学、社会工作领域，还是在成瘾医学、精神医学、心理学等领域。

联合国《控制麻醉品滥用今后活动的综合性多学科纲要》（1987，维也纳）指出，吸毒成瘾是一种慢性复发性脑疾病。现代医学技术已经证明吸毒会对大脑中枢神经会造成不可逆伤害。不过，关于吸毒成瘾者的治疗方法，不同学科提出了不同的建议。虽然都取得了很好的效果，但也存在诸多不足。因为，吸毒问题与诸多社会问题相关，不是一个简单的医学、心理问题。不同学科需要相互借鉴，理论界与实务界也需要紧密结合。

苏泽特·格拉斯纳–爱德华兹博士编著的《戒瘾康复技能手册》，从成瘾的生理机制阐述开始，指出吸毒成瘾是一种慢性复发性脑疾病。治疗这一疾病，需要运用动机性治疗、认知行为治疗和正念治疗方法，去应对各种挑战，制订出个人康复计划，以戒断毒瘾并实现社会回归。

袁献远社工师等专家，将这一手册翻译成中文，必将给禁毒社会工作者提供很好的精神食粮和具体工作方法指引。为此，我感谢他们付出的努力，也愿意将这本手册推荐给每一位禁毒社会工作者与理论研究者参阅。

莫关耀：云南师范大学法学与社会学学院教授，博士生导师。

序二

张锐敏

我国针对物质使用障碍患者的心理治疗起步较晚，2000 年前后才从国外引入。各种理论、假说和学派，如潮水般涌来，令人应接不暇。与之相反，我国对其临床实际应用有所忽视，缺乏有效的治疗方法评估和筛选。本书介绍的动机性治疗、认知行为治疗和正念治疗，是目前业界达成共识的治疗物质使用障碍患者的针对性强、操作性好且被证明行之有效的方法。基于目前我国物质使用障碍治疗和干预实际情况，无论是成瘾咨询师、成瘾治疗师、成瘾干预社会工作者，还是成瘾者本人，均需要一本可供学习和训练自己"知道该怎么做"和"具体怎样做"的治疗技术指导手册。

本书的翻译出版无疑将更好地满足以上需求，提高我国物质使用障碍心理治疗的针对性、有效性；同时，本书也可作为成瘾医学培训教材和参考资料，供成瘾咨询师、成瘾治疗师、成瘾干预社会工作者等培训使用。

特此推荐出版，以飨读者。

张锐敏：云南省药物依赖防治研究所原副所长，教授，主任医师。

序三

杨 波

成瘾行为是与人类文明共生的一种现象，亘古久远，且无处不在。关于成瘾行为有三种观点，第一种是把成瘾看成一种罪过，对成瘾行为最温和的谴责是"缺乏责任感"，最严厉的批评则是"邪恶"；由于成瘾行为是个人的罪错行为，所以惩罚成瘾者便成为解决这个问题的合理方式。第二种观点是把成瘾看成一种强迫性的、慢性复发的脑疾病，因而药物治疗、康复运动成为其重要的戒治手段。第三种观点是把成瘾看成一种适应不良的行为，这是心理学家倡导的观点，也就是说不要对成瘾做"对"与"错"的价值判断，应该重视心理康复在成瘾戒治过程中的重要作用。

《戒瘾康复技能手册》正是心理戒治取向的好书。该书行文流畅、通俗易懂且引人入胜，总结了苏泽特·格拉斯纳－爱德华兹博士二十余年来戒瘾心理治疗的临床实践与研究成果，整合了业界公认的三种具有坚实循证基础的心理治疗方法：动机访谈法、认知行为疗法和正念技术，提供了一套整合式的改善成瘾行为的戒治策略。我相信，不论是受成瘾困扰的来访者还是他们的家人，都能从本书中受益。临床心理工作者也可以将本书用作成瘾治疗的参考读物，帮助来访者迈向康复之路。

杨波：中国政法大学社会学院心理系二级教授，博士生导师。

序四

. . .

李　静

　　苏泽特·格拉斯纳 - 爱德华兹博士在加州大学洛杉矶分校精神病学和生物行为学系任教，专注于成瘾行为和戒瘾治疗研究。《戒瘾康复技能手册》结合她多年戒瘾治疗的临床经验，详细阐述了成瘾的原因和科学有效的治疗方法。作者在书中提供了通俗易懂的策略方法，帮助成瘾者摆脱药物、酒精、香烟及其他自我毁灭行为的束缚，获得自由的新生。作者借鉴成瘾科学的精髓，采用理论和实践结合的从成瘾中恢复的个性化方法，具有很强的实践性。从事成瘾医学相关工作的人员，以及自己周围有成瘾问题的读者都能从本书中获益。

李静：四川大学华西医院心理卫生中心一级主任医师，教授，博士生导师。

译者序

...

袁献远

  咖啡、烟草、酒精在人们的日常生活中随处可见，对短视频、购物、赌博、电子游戏、社交软件乃至追星等不能自拔的人亦不在少数。正如成瘾问题专家、历史学家戴维·考特莱特（David T. Courtwright）所言：我们生活在一个成瘾的时代。任何人都可能成瘾，无关乎其年龄、性别、职业和种族。世界上有无数人及其家人正饱受成瘾的折磨。成瘾的危害不言而喻，那么人们又为何执迷于做对自己有害的事呢？据我的观察，成瘾是一种错误的自我疗愈，人们借此来逃避而非直面痛苦。事实上，成瘾并非真正的疗愈，它是一副枷锁，让成瘾者深陷其中，无力挣脱。

  当前，主流医学界将成瘾视作一种慢性的、复发性的复杂的脑疾病，而不是越轨行为或不道德行为。与大多数其他慢性疾病（例如糖尿病、哮喘或心脏病）一样，成瘾虽不能百分百治愈，但是却可以治疗、可以得到有效管理的。业界倾向于采取药物治疗与心理治疗相结合的综合性治疗方式。其中，认知行为、动机增强、正念疗法是公认的三种科学、实用且有效的心理疗法。苏泽特·格拉斯纳－爱德华兹博士依据成瘾的最新科研成果，结合其近二十年对成瘾与精神疾病共病者个人或家庭心理治疗的临床经验，整合认知行为、动机增强和正念疗法三种循证治疗方法，提出了戒瘾复原的七个步骤。这是一种全新且个性化的整合治疗方法，为成瘾者复原指引了道路。

在过去十五年的从业生涯中，我一直在倾听、鼓励人们与成瘾作斗争，同时也目睹人们复原重生的过程。作为本书译者之一，我相信本书可为成瘾者及其亲友，为从事成瘾治疗相关工作的医师、心理咨询师和治疗师、社会工作者提供帮助。当然，本书内容仅供参考，读者若有不适，请及时就医。

在本书出版之际，我由衷感谢苏泽特·格拉斯纳－爱德华兹博士的中文翻译授权。感谢莫关耀教授、张锐敏教授、杨波教授、李静教授为本书作序。感谢庄晓丹女士、钱庄女士、宋歌女士为本书撰写推荐语。感谢本书的合作译者，她们是田婧慧子、王倩怡、韩欣然。感谢彭盛福先生、雷凯萌女士、陈一格女士、乔晓玮女士、周芸女士、刘晓娟女士、陈若琦女士的鼓励与支持。此外，特别感谢张晶编辑为本书出版所做的一切努力。最后，我要特别感谢中国药物滥用防治协会将此书列为推荐用书，使更多的读者受益。

限于译者水平，在翻译过程中虽反复斟酌，本书仍难免疏漏和瑕疵，望广大读者及时批评、指正。

袁献远：清醒人生 SoberLife 戒瘾支持品牌创始人，认证酒精及药物成瘾咨询师，社会工作师。

英文版序

· · ·

理查德·A. 罗森博士

20 世纪 80 年代，有一位经验丰富的咨询师告诉我：不应该让"来访者"接受成瘾相关的治疗，因为这会让他们觉得自己可以理解并"掌控"药物的使用，产生干扰他们康复的想法，从而向疾病投降。在过去很长的一段时间里，成瘾者在治疗项目中被反复告知：你们应该保持沉默，服从就好。最近，我们也听说一些明星代言的高端奢侈的治疗项目或一些类宗教组织承诺，只要你付很多钱，并且遵从它们的高科技方法或是那些家传秘方，就很有可能被"治愈"，不必再经历痛苦的康复疗程。这是一条极具诱惑性的信息，却是虚假的信息——它为成瘾者炮制没有希望的"希望"，为这些组织创造了巨大的利润。以上两种信息对康复工作都是极其有害的。

为有健康问题（包括物质使用障碍）的人开发有效、循证的治疗方法有以下一些基本原则：首先，针对他们的疾病和治疗手段，要对个人进行健康教育，为他们提供准确、科学的信息；其次，要为这些个体赋能，让他们行动起来，积极改善和维持自身的健康状况；第三，至关重要的是，传达信息时要尊重对方，不可贬损、说教或评判；最后，治疗方法的材料还应有趣味性、现实性，让人感同身受，才有更多人愿意使用。以上每一条原则都非常重要，可帮助人们选择增进健康、做出正向改变的工具。

这本《戒瘾康复技能手册》提供了与药物使用障碍者进行有效沟通的必备知识、与成瘾的本质相关的科学文献。其中的知识和技巧有助于人们戒掉酒精或药物，踏上积极、可持续的康复旅程。本书字里行间饱含作者对过度使用酒精或药物的个体的真正理解——成瘾让人极度困惑、恐惧和沮丧。作者没有采用家长式的、居高临下的方式来传达信息，她尊重读者，支持读者投入时间和精力承担起生活的责任，认真做出改变。简言之，作者的目标读者是对自己生活负责的成年人，那些想要改善自己的生活，但不确定该做什么、该如何去做的人。

本书邀请有需求的读者参与康复项目，同时我们也清楚地认识到，有些读者可能会对康复工作心存疑虑：

> 康复这件事真的有必要吗？我真的有酒精或药物使用的问题吗？我就是想偶尔"小酌"一下，怎么会不小心变成了强迫性的，甚至是灾难性的、完全失控的过度使用了呢？是我疯了吗？难道我有自我毁灭的倾向吗？我是坏人吗？我只是像正常人一样喝酒或用药，为什么试着试着就"跑偏"了呢？如何判断我上了瘾？成瘾到底是什么意思？

因此，本书第一部分论述了诸多看似相互矛盾的成瘾因素，讲述了那些善良而智慧的人是如何陷入酒精或药物滥用的模式，而这种模式又是怎样严重影响他们的生活、伤害他们自己和他们所爱的人的。这一部分有精确的专业前沿信息，如为什么有些人会成瘾而另一些人不会，如何判断自己酒精或药物使用问题是否严重，可以采取哪些措施来应对这些问题。本书将帮助读者认识到，人们在康复过程中需要多种辅助工具和方法，如专业的心理治疗、药物治疗、12 步骤支持法等，这些工具或方法在本书中都能找到。

本书传达的所有信息都基于一个前提，即成瘾读者正处于矛盾的心理状态，这种心理状态是自然的，也是正常的。很少有人会带着强烈的渴望和坚定的信念，毫不犹豫地投身于康复项目，并迫切想要改变他们的生活，放弃那些曾经在他们生命中的某一时刻（或现在依然）给他们带来"愉悦"的种种行为。在解释成瘾时，本书用到若干案例和对话，让读者明白本书正是为他们而编写。

本书的核心部分是康复过程。每一章都先对主题进行概述，然后清楚地解释与之相关的科学原理和过程，并以大量的事例说明主题与读者的现状可能存在的联系。章末的表格或练习，可供读者记录自己的经历和看法，用自己的语言解读这些概念。这些前沿知识、原理和技能已被证实或即将被证实。

本书包括如下内容：一些关于自主行为改变的理念，各类帮助人们修正想法和信念的工具，在康复过程中建立奖励系统和新的积极行为的方法，管理消极情绪状态和应对酒精或药物渴求的策略，预防复发的方法和技巧，以及清晰、简单且可行的康复计划模板。这些方法和策略都来自可靠的临床研究文献，包括动机性访谈、认知行为疗法、社区强化疗法、复发预防、应急管理和矩阵模型的概念和技能。此外，书中涉及的其他方法，尽管目前相关的实证有限，但在当下成瘾领域的研究中有很好的前景。这些方法有行为活化疗法、正念冥想、辩证行为疗法、体育锻炼等。

作者通过呈现优秀的案例和对话来说明原理和技能，将知识与现实生活结合，读者可以学以致用。以严谨、易懂且引人入胜的方式来引入关于成瘾和治疗的科学文献是一项非常具有挑战性的工作，而作者通过案例成功地将一系列挑战、概念和解决方案生动地呈现给读者。一系列枯燥的临床研究被转化为读者可操作的实用技能。真实的对话案例又将读者带入情境，通过他人的事例间接了解自己在常见的康复情境中的应对方法。

　　本书对于有酒精或药物滥用问题的个体而言，是一种全新的资源。这是一份生动的行动指导手册，而非陈列在书架上的教科书。本书旨在丰富读者的知识，增强读者的能力。对于希望在酒精、药物使用方面进行自我管理却又反复失败的人而言，这样的资源能激发希望，令人耳目一新。重要的是，关于成瘾问题学术界虽然有丰富的知识积累，有各种各样的方法，却没有一个思想学派能够列出所有答案，康复的方式也没有"标准答案"。

　　显然，作者对她在临床实践和研究中接触到的成瘾者饱含关爱之情。书中的每一页都传递着作者对他们幸福生活的关切。她以本书为礼物，向受困于酒精和药物使用问题的读者提供希望和帮助。

理查德·A. 罗森博士： 加州大学洛杉矶分校教授，加州大学洛杉矶分校塞梅尔神经科学与行为研究所大卫格芬医学院综合药物滥用项目联合主任。

引　言

想象你正在开车。通常情况下，你的大脑会告诉你何时走、何时停。如果你快到十字路口时看到绿灯瞬间变为黄灯，你的大脑会告诉你："快点刹车！这里有危险！"你还没来得及思考，几乎就在一瞬间，你一脚踩住刹车。信号灯变红，你停下等待。等信号灯再次变绿时，你的大脑告诉你："好的，走吧！现在安全了。"

是成瘾控制你和你的生活，而不是你控制它，这是有原因的。开车时，你知道何时走、何时停，但研究成果明确显示，你对酒精或药物成瘾后，大脑中会告诉你什么时候停止饮酒或用药的部分就受损了。它出故障了，且这种故障是慢性的、长期的。酒精或药物滥用可能导致可怕的事情，但你的大脑却始终停留在"走"的模式（"go" mode），你的"刹车"失灵了。

有很多情况促使人们接受治疗或寻求本书这样的自助资源，也许你身陷法律纠纷，也许你因酒驾或毒驾而被处理。但即使面对这些问题，你的成瘾大脑仍然会说："接着走吧，喝点酒心情就好了。"也许酒精或药物导致你重要的人际关系冲突不断，无论是与父母、伴侣、子女，还是与其他亲近的人。尽管成瘾对你和你的家人造成伤害，但你的成瘾大脑仍在说：

"接着走吧，吃几片药你就不会觉得这么糟糕了。他们不懂你。如果你真的想控制，你是能控制自己的。"

过度饮酒或用药也许还会影响你在学校或工作中的表现，如失去工作、旷课或者辍学。你的成瘾大脑还是说："接着走，你得靠用药来应对这些情况。如果不用，你就会崩溃。"另一个鼓励你寻求帮助的理由是：过度使用酒精或药物会引发疾病或使已有疾病恶化。也许深陷抑郁情绪的你认为用药会让自己感觉好一些。但事实是过度饮酒或用药会把你带入更黑暗可怕的境地，这是你在这个恶性循环开始之前根本无法想象的。但你的成瘾大脑依然对你说："接着来，喝一杯。你需要这一杯。"

关于成瘾大脑有很多东西需要学习。读完这本书，你就会成为自己的戒瘾专家。不过，你可以先花一些时间来恭喜自己战胜了那个大脑中"接着走"的模式。读到这里，你内心的某些东西正在告诉你，一定要对抗你成瘾的神经生物系统。你想踩"刹车"，希望找到一种重启大脑发出"停止"命令的机制，而且你采取了行动。这是因为你认识到，成瘾对你和你所爱的人造成的痛苦和折磨，现在已经远远超过过度饮酒或用药曾经为你带来的"愉悦"。

尽管此时此刻这种认识和愿望如此强烈，不过饮酒或用药的冲动同样强烈，甚至更猛。对此你心知肚明，因为你曾经尝试过多种控制手段，但是均以失败告终。甚至或许你之前已经戒掉了饮酒或用药行为，但在某一刻，饮酒或用药的冲动又控制了你，打开了大脑开关。这种行为反反复复，这正是成瘾者脑中成瘾的部分和理性的部分在不断斗争的表现。复发是这种疾病的一部分表征，却经常被人们误认为是"无法完全康复"的证据。所以，一些成瘾者否认自己有过强烈的复发冲动，认为有冲动就表明又出了问题或自己根本就没有在康复。

然而，有关成瘾的心理学研究表明，对酒精或药物的冲动在康复过程中会反复出现，但这并不意味着康复失败。本书将介绍更多成瘾背后的科学知识，其中有三种促进康复的治疗技术，可帮助你明白复发冲动到底是什么，为什么它总是发生在你身上，还会帮助你在不饮酒或不用药的情况下更好地应对这种冲动。

研究表明，随着时间的推移，复发冲动将不再那么强烈或频繁。但即便它们没有完全消失，只要你掌握恰当的技能，就可以长期有效地管住它们。虽然，理想情况下只需要一次破釜沉舟的尝试就能戒掉药物和酒精，让它们永远不再回来打扰你，但基于以往的经验，你已经明白要控制用药或饮酒冲动不是一朝一夕就能成功的。所以，你需要掌握一系列技能和工具，当一些事件、他人、压力源或消极心态影响你的康复进程时，这些技能和工具可以为你的康复保驾护航。

谁能从本书中受益

这本书为所有酒精或药物成瘾者而写。

成瘾是一种疾病，它使你逐渐失去对酒精或药物的控制。而一旦失去控制，灾难性的事件就会发生。无论你是否被确诊为成瘾，只要你觉得自己无法控制，并且想对此做些什么，本书会对你有所助益。具体来说，你从本书中学到的技巧可以帮助你增强改变现状的动机；为你提供有关成瘾的知识和各种应对技巧，为你介绍不同类型的有效戒瘾方法，助你成功戒瘾。因此，就算你决定去接受正规的治疗，读完本书你也会明确要找什么样的治疗项目，以及能从中得到什么。本书重点关注酒精和药物成瘾，这属于物质成瘾的范畴。其他可能需要治疗的行为成瘾或强迫行为（如赌博），本书没有涉及。

　　如果你正在接受治疗师或医生的成瘾康复治疗，把你在本书中学到的理念带入治疗过程，并积极参与，你将受益良多。首先，它可以帮助你集中学习你认为最有用或最需要掌握的治疗技能。其次，它可以帮助你建立掌握这些技能的信心，并在治疗间隙进行实践。最后，我们将花大量时间关注动机。科学研究发现，治疗的成功率可根据动机水平预测，因此，你应在练习中增强动机，努力提高预后状况。

　　本书虽然不可替代成瘾及相关问题的正规心理治疗或精神治疗，但你可以在接受治疗时使用。同样，相关医务人员也可从中受益，比如建议成瘾者使用本书中的练习以强化其改变动机。本书介绍的认知行为复发预防技能和正念技术，可以帮助改善不良情绪，应对饮酒和用药的渴求。

将技术付诸实践

　　感谢过去十年来成瘾治疗领域巨大的科学进步，我们现在拥有更多的技术和治疗方法来帮助你应对药物或酒精成瘾。与其他只专注于单一治疗方法（如认知行为疗法）的戒瘾康复手册不同，本书介绍的基于实证研究的一系列康复技能，主要运用以下三种不同却相互兼容的行为疗法帮你开展并维持康复进程，它们是动机性治疗技术、认知行为疗法和正念技术。

　　动机性治疗技术可以帮助你下定决心改变药物或酒精使用现状，在你需要的时候帮助你重新审视并激发你的动机，开启康复之路。生活不可能一帆风顺，康复的过程也起起伏伏。有时候你非常清楚自己必须戒瘾才能过上想要的生活，而有时候你又会质疑自己为什么要克服这么多困难。这些想法再正常不过了。挑战你的矛盾心理是增强动机的好方法，尤其是当你有治疗工具来帮助你有意识地、系统地看清矛盾的正反面之时。你将在第三章学习使用这些工具。

认知行为疗法将帮助你了解自己的想法（或认知）如何引发了成瘾行为，如何识别和改变那些使成瘾易复发的"上瘾思维"。

最后，正念技术可以在你经历复发冲动或不良情绪时，帮助你抑制饮酒或用药的冲动。

在本书的第二部分，我们提供了一些简单、有意义的日常小练习。完成这些小练习，你对这些技术会有更进一步的了解，能较为从容地应对康复过程中遇到的问题，找到最适合自己的方法。这样，读完这本书，你就可以发展出一系列自己专属的选择技能。这些技能不仅可以帮你远离酒精和药物，还可以助你改善人际关系，实现人生目标，过上更健康幸福的生活。

12 步骤的力量

你可能想知道，本书讲的技能与 12 步骤可否一起使用。简单来讲，它们与 12 步骤完全兼容。其实，参加戒酒匿名会（Alcoholics Anonymous，AA）或其他自助团体还可以帮你练习本书中学到的技能（例如，有饮酒或用药冲动时主动寻求社会支持）。研究表明，从长远来看，参加 12 步骤小组的人康复效果更佳（Morgenstern et al. 1997），因为他们可以从中找到一位助力者完成戒酒步骤，并且通过沟通、在聚会中帮忙、成为他人的助帮者等方式给予回馈。但是，12 步骤小组并不一定适合所有人，也有没有参加自助小组的人也能成功康复。简言之，你不一定非要参加类似项目才能掌握本书技能，但如果你参与了 12 步骤项目，就会发现本书内容与 12 步骤的理念是互为补充的。

如何使用本书

现在你应该对本书内容有了大致理解，以下是你的学习目标：

· 了解成瘾是如何影响你的心理和生理系统的，你需要采取哪些行动来治愈你的身心。

· 戒掉酒精或药物。

· 学会运用一些策略来定期审视自己，改变成瘾行为的动机，并在必要时增强这种动机。

· 学习健康的认知行为。

· 在日常生活中开展正念练习，改善不良情绪，向饮酒或用药的冲动说"不"。

· 了解适合你的心理治疗技术。

好长一串目标！它们相互关联，这些目标你一定可以一一实现。很多人都做到了，其中一些故事你即将读到——故事的主人公不再认为成瘾会破坏他们的生活，他们已成功戒瘾，重新掌控了自己的生活。重新获得这种掌控权，就意味着打开了通向充满各种可能性的新世界的大门，许多正在康复的成瘾者将这种控制权看作幸福的、有意义的生活的重要组成部分。这并不是说控制权唾手可得，虽然每个人碰到的问题都独一无二，但无一例外，所有成瘾者在康复过程中都会遇到各种各样的困难。

康复过程中，你无疑会产生身体的不适、沮丧等情绪，认为自己不堪一击、不堪重负，有时甚至是绝望透顶。关键是要坚持下去，永不放弃。请记住，成瘾者在成功戒瘾之前多次接受治疗的情况是很常见的。

如果你逐章读完本书，认真对待书中的练习（反复练习，熟练运用），下定决心努力去完成，你将最大限度地从中受益。虽然我建议你按顺序学习

第二部分的章节，但只要你觉得自己需要回顾康复的动机，你可以随时回来阅读第三章。

你在第二部分学到的治疗技巧可单独使用，也可搭配使用。这里为你提供了一系列戒瘾的有效工具，你会发现，不是每一种工具都对你同样有效。没关系！治疗成瘾没有"一刀切"的方法。依次尝试每个步骤，评估哪些步骤对你最有用，你将获益匪浅。在你学习本书时，若有治疗师与你讨论书中的技术，那么你对这些概念将理解得更透彻，对这些概念与你个人独特的成瘾行为模式之间的关系将理解得更深刻。但是，无论你是否正在接受治疗，这本书都会助你一臂之力。让我们踏上康复之路，翻开生命中这一健康的新篇章！

第一部分

理解成瘾行为

第一章

成瘾是如何开始的

回忆一下你第一次意识到自己对饮酒或用药失控的场面。也许是有人对你说了些什么，你很抵触。（现在你大概已经明白了，你之所以抵触，是因为人家说对了！）也许是你自己意识到了，并尝试去控制自己，但得到的结果总是这样：一杯、一针、一粒已不再能满足你。有一就有二，有二就有三，你的生活逐渐被搞得一团糟，但即便如此你还是没办法停下。你明知道不该，却还是臣服于那种让你"走"的强烈冲动。这就是成瘾的感觉。你失去了对酒精或药物使用的控制权，它对你的生活造成了严重的破坏，然而你发现自己还是在继续。

在本章中，我们将进一步了解成瘾的表现和症状，了解哪些因素可能致瘾。在做完个人成瘾风险因素和症状的评估练习后，如果你认为需要专业人员对自己的成瘾情况进行评估，本章还将指导你寻找可供帮助的专业人员。

如何确诊成瘾？

尽管在书籍或互联网上可以轻松地找到成瘾的判断标准，但你也可以通过反思自己的经历来进行判断。是什么原因让你觉得你在对酒精或药物的使用上需要帮助？在你的生活中，过度饮酒、用药给你带来了什么后果？正如我们讲到的，成瘾通常意味着失去对饮酒或用药的控制。让我们想想这是如何发生的。回忆一下你刚开始饮酒或用药时的情境。你饮酒（用药）的原因不外乎以下三种：

· 让你感觉不错。

· 当你感到不适时（例如，身体疼痛或不适，或者悲伤、焦虑或愤怒难以排解），使用它们能让你感觉好一点。

· 让你表现更好（例如，提升运动表现或连续工作不疲惫）。

如果你饮酒或用药是为了寻求美好愉快的感受或提升个人表现，那么你的动机就是所谓的正强化。如果你是为了减轻身体或情绪上的痛苦，那么就是在用酒精或药物"自我治疗"（这也称为负强化，因为你在试图通过饮酒或用药来"带走"令人不愉快的感觉，比如疼痛）。

无论你被酒精或药物吸引的原因是什么，它一开始就奏效了。你期待酒精和药物带来的某些身体和情绪上的感受，就像我们期待美味的甜点带来的欣喜感一样（欣喜感总是如期而至！）。你满心期待那感觉——用药或饮酒时的感觉。这就是这种行为模式得以持续的原因：对兴奋、放松、快乐、自信、宽慰或其他感觉的期望值越大，你就越想得到它。

然而，在某一时刻，某种转变悄然发生了。饮酒或用药后，美好的感觉不再像最初那样如期而至。也许你产生了耐受性。一开始你可以得到满足，到后来就满足不了了；你得加大剂量才行，这就是耐受性。也许你还有戒断反应，这意味着一旦酒精或药物被代谢出你的身体，你就会产生不适。为了感觉舒服点，你想喝更多酒、用更多药。这些症状因药物种类的不同而不同，但通常而言，你会产生身体的不适（如恶心、呕吐、头痛、颤抖、出虚汗）和情绪的不稳定（如抑郁、焦虑）。耐受或戒断症状通常标志着社交性或娱乐性的饮酒行为已发生转变。从此以后，你觉得只有饮酒或用药才能让自己感觉"正常"。

那么，你到底是什么时候成瘾的？那就是在你需要借助饮酒或用药来让自己感觉"正常"的那一刻。这种需求如此强大，以至于它几乎凌驾于你在乎的一切事物之上。在你心目中，你生活中重要的人和事都会悄然淡化，最终对你来说只有不可控地饮酒或用药才是重要的事。其原因是，当你沉溺于以饮酒或用药换取"正常"的状态时，你得花费大量时间来用药、恢复、计划再次使用，其他的事只能靠边站。更严重的是，尽管它对你生活中的一个或多个方面（例如，工作的效率、身体和情绪健康、重要的人际关系）产生了消极影响，你却并没有放弃。在12步骤的理念中，这通常被称为成瘾的疯狂之处：你一边不断地重复行为，一边期待得到不同的结果。你告诉自己："这次不会失控！"而实际上，你早就离适度、可控的日子很远了。

让我们来看看这种模式在查理身上是如何形成的。

MORE

查理的故事

··

查理，23岁，在当地一所大学读计算机科学专业。十多岁时，他身边的药物和酒精不断，他时而抽大麻，时而大量饮酒。但是，那时候他能很容易地放下大麻和酒瓶，他从来都不觉得自己有成瘾倾向。

大学二年级时，一位朋友给了查理一些他自己正在服用的药片，这种药片可以"帮助"他在期末考试期间熬夜学习，长时间保持注意力集中。这种叫阿德拉（Adderall）[1]的药是他的朋友为治疗多动症而使用的处方药。他的朋友发现服用比医嘱剂量多一点的药片非常有助于他完成重要的考试或作业。查理心想为什么不尝试下呢？在尝试了几次阿德拉之后，他发现这确实改善了他在期末考试期间的学习状态。于是他开始四处打听，找到了一个能给他提供阿德拉的人。

在断断续续服用阿德拉几个月后，查理发现不仅是在期末或做重要的作业就是在平时的学习或练习中他也离不开这种药了。它成了他集中注意力的支柱。尽管阿德拉带来了这些好处，查理却发现自己现在总是烦躁不安，喜欢一个人待着，而他原本是一个非常活跃、喜欢社交的人。查理发现，每次服用阿德拉长时间学习后，他都睡不着觉，承受失眠的困扰。他虽然几次尝试减少服用量，但注意力又很难集中。一想到这可能会影响自己的成绩，他就觉得压力很大。

为了解决失眠问题，查理找医生开了一些安眠药，但这些药不起作用。他只能自己加大药量，有时不得不服用三倍的剂量才能入睡。交替服用安眠药和阿德拉几周后，查理头脑昏昏沉沉，疲惫不堪。结果可想

---

1 阿德拉（Adderall），一种中枢神经兴奋剂类处方药，在我国未获批。本书脚注均为译者注。

而知，他的学习效率反而降低了。查理和朋友们逐渐疏远，成绩也开始
下滑。他的生活似乎被药片掌控了：他一直惦记着药片、从药效中恢复、
用药冲动，努力平衡兴奋剂（阿德拉）和镇静剂（安眠药）的作用，想
把一切搞定。尽管他尽力维持生活的秩序，生活还是慢慢走向崩溃。

　　查理在学校书店做兼职有一点收入，但随着定期服用阿德拉费用的
增加，他手头渐渐吃紧。他感到沮丧、烦躁，没有动力，无法集中注意力。
他的父母春假前来学校探望他时，他想都没想就从母亲的钱包里取出了
支票簿，给自己写了数张几百美元的支票。他觉得在金额不大的情况下
悄悄把支票兑现，也许母亲就不会注意到。

　　就像查理一样，当药物或酒精占据你的生活时，你发现自己会做出完全
不像自己做的事情。一开始你可能仅仅是为了感觉好一些或缓解负面感受（或
者像查理这样，为了提高某些方面的表现和成绩），后来局面莫名其妙地就
失控了。这主要与药物对大脑的影响有关，下一章将对此做出解释。但现在
先让我们花几分钟来浏览一下成瘾的表现和症状（见练习 1.1）。

练习1.1　成瘾的表现和症状

　　以下是成瘾的表现和症状。如果你在过去 12 个月内经历过这些症状，请
在该症状前打钩。

　　耐受

_____你需要增加酒精或药物的摄入量，才能达到预期的效果。

_____摄入同剂量的酒精或药物无法达到以前的效果。

戒断

_____ 当你停止摄入酒精或药物时，你会感到身体的不适或情绪上的不安。

_____ 当酒精或药物效果减退时，你会再摄入酒精或使用另一种药物来帮助自己缓解不适感。

渴求

_____ 你时常想到酒精或药物。

_____ 你很难不去想酒精或药物，除非满足自己的冲动。

失控

_____ 你为自己设定了酒精或药物的用量上限，但无法坚持执行。

_____ 你曾试图戒掉或者减少酒精或药物的用量，但却无法做到。

_____ 你发现自己摄入的酒精或药物比计划的更多，或者服用的周期比计划的更长。

_____ 如果不摄入酒精或药物，有时你难以适应周围环境。

_____ 你曾在郁闷或生气时饮酒或用药。

_____ 在酒精或药物的影响下，你曾昏迷过（或有一段时间失忆）。

_____ 你曾用药过量。

_____ 你曾在不知道它是什么或它会对你产生什么影响的情况下使用过一种或多种药物。

_____ 一想到酒精或药物即将耗尽，你就感到焦虑不安。

法律问题

_____ 你曾因饮酒或用药被限制自由或陷入其他法律纠纷。

_____ 你曾偷钱来买酒或药物。

社交或工作执行问题

_____ 你因饮酒或用药在工作单位或学校犯过错误。

_____ 饮酒或服用药物后你曾破坏过你与他人的关系。

_____ 你曾因酒精或药物而无法履行重要的个人义务（如做家务、承担经济责任、抚养孩子或照看其他亲人）。

_____ 在增加饮酒或用药的同时，你对曾经的爱好或喜欢的事（如与朋友或家人共度时光）失去了兴趣。

不顾消极后果，持续服用

_____ 尽管意识到了酒精或药物对你生活的某些方面已经产生了消极影响，你仍在饮酒或用药。

过量饮酒或服用药物导致的身体机能受损或痛苦情绪

_____ 你曾因酒精或药物使用过度而无法照顾好自己（如不能正常饮食或不能保持良好的卫生习惯）。

_____ 饮酒或用药过度曾导致或加重你现有的心理问题或疾病（如抑郁、焦虑或心血管疾病）。

除了耐受和戒断，如果你还有其他表现和症状，那么至少表明你有一些与酒精或药物使用相关的问题。有些人在没有真正成瘾的情况下也遇到过这些问题，他们因此决定戒掉或减少使用酒精或药物。这是非常明智的，因为如果你有过以上一些经历，那么继续饮酒或用药可能会给你带来更大的麻烦（如成瘾）。你可以找到一些学习资源：如何控制饮酒或用药、降低饮酒及用药危害。"降低危害"旨在减少用量，而非直接戒掉。不过，需要明确的是，本书是为那些受成瘾困扰，并能够接受以戒酒或戒药为目标的人编写的。

当然，练习 1.1 不能取代正式的成瘾诊断。但是，它能帮助你反思酒精和药物的过量使用给你的生活带来的负面影响。如果你还没有接受专业的评估诊断，你的回答可以帮助你了解问题的严重性，并促使你思考除了自助你是否还应该接受正式的治疗。

如果你感觉自己已已经成瘾，那么你应该立即寻求专业的评估诊断。理想情况下，你应该向具备成瘾知识的专业人员寻求帮助。他们可以是医生、心理学家、咨询师或治疗师（具有心理学硕士或社会工作硕士学位），或成瘾治疗机构的评估人员。

如何寻求专业帮助？

要找到合适的专业人士来仔细评估你的成瘾状况并不那么容易，尤其是在你第一次经受成瘾困扰或者从未接受过心理或情绪问题方面的专业帮助的情况下。如果你曾经或正在接受心理或行为健康专业人士的帮助，即使他们以前没有帮你彻底解决饮酒或用药的问题，你也可以向他们诉说你当下的困难，了解他们是否有培训经历和从业经验、评估或治疗此类问题的资质；如果没有，他们可否推荐一位戒瘾专家对你进行评估。如果你没有熟悉的心理健康专业人员，只有一位信任的医生，你也可以请他为你引荐一位戒瘾专家。向医生寻求专业医疗资源总是上策，因为引荐者往往对他所引荐的医务人员或医疗项目的质量相当了解。

很多时候人们不确定是否应该跟医生或咨询师谈关于酒精或药物使用的问题，因为他们担心这些信息会泄露给家人或其他人。请记住，医生和其他专业人士会遵循严格的保密条约，未经你的许可，他们不能向他人透露你告诉他们的有关酒精或药物使用的任何事情（除非你分享的信息表明你有可能严重伤害自己或他人）。

为确保对话顺利进行并最大限度地减少谈话可能引起的不适，第一次与医生或其他专业人士讨论你的酒精或药物使用潜在问题时，你可以尝试以下三种方法：

1. 要让对方知道，对你来说，与人谈论过度饮酒或用药这件事非常困难。这将奠定谈话的基调，让对方更好地理解你。

2. 真诚且直截了当地表达你的困惑，在对方提问之前，不要详述细节。让对方充分理解你想表达的内容。然后，你可以视对方的反应和接受程度决定你要分享多少细节。

3. 请直接表明你的目的。如果你想请他为你推荐专业人士，请直接提出请求。如果你担心隐私泄露，不妨表达你的担心并要求对方保密。

MORE
寻找合适的语言

让我们来看看查理如何运用上述三个关键点来表达他对专业帮助的需求。尽管当时查理根本无法控制自己不去偷拿母亲的支票，但事后他有强烈的愧疚感和羞耻感。他认识到，阿德拉正使他逐渐失去对自己行为的控制。虽然他还是不太想放弃阿德拉，但他已经意识到自己的行为出了问题，他需要专业人士的帮助。

查理认为他以前的儿科医生值得信任。在他上大学之前，一直是这位儿科医生负责他的健康问题。即便如此，查理还是觉得联系这位医生并谈论自己使用阿德拉的事会让自己不自在。同样，他也没有准备好把这件事告诉父母。不过，他知道，母亲迟早会发现他偷拿了支票，真相迟早会水落石出。查理意识到，既然他早晚要告诉母亲他的药物使用问题，那么他最好在专业人士的指导下做这件事，思虑再三，他给他的儿科医生阿米拉打了电话。

查理：喂，阿米拉医生。感谢您抽时间跟我聊天。

阿米拉医生：别客气，查理。出什么事了吗?

查理：嗯，这件事对我来说真的是难以启齿。我有些担心自己的状态，对自己的问题非常羞愧。真不好意思，麻烦您耐心听我说。

阿米拉医生：好的。

查理：在我告诉您我的问题之前，我想确认一下今天我跟您说的话能否保密，能否对我的家人保密?

阿米拉医生：当然能，查理。你对我说的一切我都将守口如瓶，除非你告诉我的事关乎你个人或其他人的安全。比如，你告诉我你有意伤害自己或他人；或者，你告诉我有人正在受虐待——在这种情况下，我需要报告，以保护你或其他有危险的人。除此之外，你对我说的其他任何事情我都不会让第三个人知道。

查理：谢谢您。知道这些我就放心了。我给您打电话是因为您是我唯一信任的能说这些的人。我在期末考试期间服用了阿德拉来熬夜学习，现在我担心我可能对它上瘾了。

阿米拉医生：是的，阿德拉很容易让人上瘾。但是，让我先确认一下，是医生给你开的处方，还是你从别处得到的药?

查理：（暂停，有点犹豫和尴尬）嗯，我真的很不好意思承认这个，起初是一位朋友给我的，没有人给我开处方。我给您打电话也是因为我需要一名专业人士来评估我的情况，帮助我，引导我。我希望您为我推荐一位在纽约市的戒瘾专家。

在上例的对话中，查理将三个关键点直接切入，激发了对方的同理心。这种方式不仅可以用于请求引荐专业人士，也可以用于你与家人、朋友谈论你正接受的成瘾治疗。本书第四章提供了更多的沟通技巧。

回到之前的问题——如何寻找合格的专业人员为你评估诊断。如果没有医生或其他医务人员为你引荐专业人士，你还有其他选择，比如通过专业组织寻找接受过戒瘾专业培训的医生。

除了医生或治疗师，成瘾治疗项目中通常也有各种有资质的专业人员对你的症状进行评估。如果不放心，你不妨提醒自己，预约评估检查并不意味着一定要接受治疗。

尽管一些网站上的信息丰富，但没有目的的浏览也难免让你一头雾水。在寻找合适的治疗项目时，为了解项目的质量以及它们能否满足你的需求，你要向对方了解一些情况。表 1.1 列出了一些关键问题，以及一个高质量的治疗项目会给出的回答。

表 1.1　寻求治疗时应询问的问题

问题	期望得到的回答
您所用到的治疗方法是否有科学研究成果的支持？	行为疗法和药物治疗是经过最多科学研究验证的方法。二者的结合是理想的治疗方法。
您能否介绍一下治疗项目中所使用的行为疗法的类型？	受到最多科学研究支持的行为疗法包括认知行为疗法、动机性访谈和动机激励法。
您是否提供药物来直接治疗成瘾症状？	药物治疗可帮助人们停止酒精或药物滥用，或预防复发。是否使用药物取决于具体的项目。康复项目中，医生可能采用的药物有纳曲酮（Naltrexone）、维维特罗（Vivitrol，一种可注射的纳曲酮）[1]、阿坎酸（Acamprosate）、美沙酮（Methadone）或者丁丙诺啡纳洛酮（Suboxone）、丁丙诺啡（Buprenorphine）。
根据我的个人情况，您会提供哪些服务？	理想情况下，除了药物滥用的治疗，治疗计划还有其他服务以满足您的个人需求。这些服务可能包括其他疾病（如抑郁或焦虑）的精神评估和治疗、医疗（必要时包含药物或酒精的医学戒断）、家庭治疗、职业规划（以帮助您在治疗项目结束后求职或回到工作中）、自助小组和其他社会服务。

1　维维特罗（Vivitrol）为在国外上市的处方药。

问题	期望得到的回答
治疗项目结束后，您会提供哪些支持？	由于对成瘾的持续管控对治疗效果至关重要，许多成瘾治疗项目都会提供持续护理或后续治疗服务。在您从治疗项目中"毕业"后，这些后续服务将持续为您提供支持。您可以咨询您后续可以参与的治疗或支持小组的情况。如果没有相关信息，您可以参与商议制订与实施治疗结束后长期的成瘾管理计划。
治疗项目是否会监控酒精或药物的使用状况？	为确保满足您的个人需求，提高治疗的成功率，疗程中应持续进行酒精或药物测试。如果您的成瘾症状在治疗中复发，也可以相应调整您的治疗计划。健康的治疗理念是，复发并不意味着失败。它意味着应该检视您的治疗计划，并进行个体化调整，以解决您遇到的各种问题。
治疗将持续多久？	研究表明，至少需要三个月的治疗时间才能有效维持治疗效果；并且，接受治疗的时间越长，治疗效果越好。
12 步骤是不是治疗项目的一部分？	12 步骤小组在治疗中或治疗后都可以为您提供帮助。理想情况下，参与 12 步骤项目将是您的治疗内容之一。

– 你为什么易成瘾 –

为什么是我？你可能问。为什么有些人可以喝酒、尝试或使用各类药物（甚至大剂量使用），然后轻易地翻篇好像什么都没发生？你至少想到了这样几个人，那些你曾经一起喝酒或用药的熟人。他们在各种社交场合喝酒或用药，有时会喝醉、过一下瘾，但大多数情况下，他们能控制住。

你可能想知道：为什么我不行？那些正在寻求康复帮助的人，在这一过程中都曾希望自己也是那种来去自如的人。你可能有时会幻想自己在社交时也能正常饮酒，不会失控。要彻底解决这个问题可能意味着你要放弃这种"幻想"，至少目前需要放弃。尽管这个原则不一定对所有人都成立，但想要从成瘾中康复，风险最小的方式显然是完全戒断。接受这一点可能会有点困难。

尽管没有一个"一刀切"的理由可以解释为什么你比你的朋友、家人更易成瘾，但已有研究发现了一些常见的风险因素，这些因素可以加大一个人成瘾的可能性。练习 1.2 将帮你识别一些导致成瘾的个人风险因素。

练习 1.2 个人风险因素

下文列出了可能增加成瘾风险的生物条件、环境条件和其他条件。请在符合你情况的风险因素前打钩。

_____ 你有至少一名家庭成员成瘾。

_____ 你曾有抑郁、焦虑、创伤后应激障碍或其他心理问题。

_____ 在你的成长过程中，你的父母或其他你视为榜样的人曾过度饮酒或用药。

_____ 在你的成长过程中，你的父母或其他你视为榜样的人常有违法犯罪行为。

_____ 你十几岁的时候，在学校里有朋友或熟人过度饮酒或用药。

_____ 你小时候曾有学业问题（例如学习障碍或成绩不佳）。

_____ 在成长过程中，你很难建立或保持友谊，或者感觉自己很难"融入"同龄人群体之中。

_____ 在你的成长过程中，家人关系不好，常常争吵。

_____ 你曾受到身体虐待（包括性虐待）。

_____ 你在儿童时期或青少年时期就尝试饮酒或用药。

_____ 你曾吸食或注射容易成瘾药物。

_____ 在开始过度饮酒或用药之前，你有创伤经历。

你的个人风险因素越多，你就越容易成瘾。上面的这些风险因素让你理解自己易被成瘾困住的原因。但即使你一个钩都没打，或者只有一两个风险因素，你仍然可能出现成瘾问题。

为什么会这样？首先，上面这些风险因素对你是否会成瘾的影响并不是同样大。例如，遗传因素（如，你是否有成瘾的直系亲属）可以解释一个人 40% 到 60% 的成瘾易感性（Kendler et al. 2000; Tsuang et al. 1998; Tsuang, Stone, & Faraone 2001）。虽然许多有成瘾直系亲属的人自己并没有成瘾，但在那些成瘾的人中，导致饮酒或用药问题的环境条件往往和易成瘾的基因同时出现（Enoch 2012）。

例如，一个有易感基因的人在混乱的家庭环境中长大，且在成长过程中还目睹了家长或是视为榜样的人酗酒或滥用药物，那么这些因素就会"激活"他过度饮酒或用药的基因。即便在一个健康的家庭环境中，一个患有抑郁症或焦虑症的人若同时暴露于过度饮酒或用药的同伴群体中，也比只有其中一种经历的人更容易成瘾。

小结

在本章中，你了解到一些关于你自己的重要信息。你探索了给你带来成瘾风险的因素——自己独特的成长史、家庭环境和生活经历。你还识别出了自己的成瘾症状。若你需要提醒自己或强化动机，回顾练习1.1和1.2，以继续你的康复之旅。

对于如何向你信任的医务人员寻求帮助，你得到了一些指导，现在可以请他们向你引荐接受过成瘾治疗训练的专业医务人员了。你也可以查找资源来研究治疗方法，找到最适合自己的治疗项目。在下一章，你将进一步理解成瘾如何在生理上影响你，受这些物质影响的大脑如何解释你对酒精或药物的失控。

第二章

成瘾是一种脑部疾病

本书开篇便介绍了成瘾后大脑"踩刹车"和控制冲动的功能会失效。因此，即使明知道这些冲动对你有害，你也会卡在"继续走"的模式停不下来。在本章中，你将深入了解酒精和药物的过度使用如何改变大脑，以及科学的药物治疗和成瘾心理治疗又怎样帮助大脑康复的过程。你还将认识一些有助于康复的药物。

希望你现在意识到——你病了，很严重。坏消息是，这种疾病具有很强的破坏性，它不仅每天都在破坏人们的生活，还会取人性命。好消息是，它是可以治好的。人们可以康复，事实也是这样，你也可以成为其中一员。在本书中，你将学到成瘾治疗中最有效的行为治疗技术。多多练习，康复的概率会大大增加。让我们来看看成瘾是怎样影响大脑的，而你自己可以在康复过程中做些什么。

用药时的内心是非理智的

社会对成瘾疾病的污名现象尚未消失。不过随着医学和其他科技的进步，社会对成瘾有了越来越理性的认识——它是一种慢性疾病。媒体对成瘾事件的报道，让公众了解该疾病并理解成瘾者的痛苦。

成瘾专家也纷纷在媒体上批驳成瘾是"道德败坏"或"自己的选择"的错误观点。研究表明，尽管最初选择过度饮酒或使用药物是自愿的，但成瘾后，理性选择的能力便受到了破坏（NIDA 2010）。理性让我们选择健康的行为，照顾自己，做一个文明道德的人。过度饮酒或使用药物对大脑非常危险，甚至会使大脑无法运转。随着饮酒或药物使用变成一种强迫行为，我们再也没有能力用日常的理性方式对饮酒或用药做出"选择"了。

我们做出大多数选择时都会权衡利弊。我们来看看酒精或药物未成瘾的人的思维过程。同事邀请乔迪去参加聚会，聚会恰好安排在她参加一个重要会议的前一天，她还要对会议做些准备。聚会上朋友们抽烟喝酒。她在思考是否要加入：如果我和朋友一起抽烟喝酒，会更有趣，我可不想当一个扫兴的家伙。在试图找出解决方案时，她又产生了一些想法：也许我可以改天再和朋友聚会，要是我在会议上表现不好对我有哪些负面影响……

决策过程看似简单，但乔迪的想法反映了一个复杂的推理和判断过程，这使她能够清醒地计划下一步该做什么：在聚会上待一小会儿，这样就不会受到太多诱惑；也可能是只喝一杯酒而已。这是一个"理性大脑"决策的过程。无论做出的决策是否最好，它都是通过理性思考得到的答案。

但当你对某种东西成瘾时，这种理性过程就会受到严重干扰：冲动会支配你去用药或饮酒，你大脑中负责推理、判断和权衡利弊的功能出现了故障。原因如下。

– 药物如何在大脑中起作用 –

我们的大脑天生就会对那些愉快的体验给出奖励回馈。例如，我们吃到味道鲜美的食物，或者听到喜欢的音乐，大脑奖励系统会释放出产生愉悦感的化学物质。这些化学物质（也称为神经递质）是大脑通信系统的一部分。大脑中的神经细胞释放出这些化学物质，充当"信使"在神经细胞间传递信息。当你吃到美味的东西时，神经细胞释放出一种叫作多巴胺的神经递质。神经细胞负责"发送"信息。为了体验快乐，信息必须被接收到。因此，接下来多巴胺会附着在另一个"接收"信息的神经细胞上。一旦收到信息，留在两个细胞之间（称为突触）的"多余"多巴胺就会被送回"发送"信息的神经细胞。

那么，当所有这些信息在你大脑的神经细胞中来回传递时，你有什么感觉？多巴胺是大脑中产生快感的化学物质，大脑释放多巴胺时，你感觉很好，想重复这种行为。而大多数使人成瘾的药物和酒精会干扰大脑的这种通信系统。它们的化学结构与我们大脑中的一些天然化学物质（如多巴胺）相似，它们向神经细胞传递"虚假"信息，使其释放过量的多巴胺。它们还会阻止多余的多巴胺被回收，从而使其继续向其他神经细胞发送信息。因此，多巴胺充斥大脑的奖励系统，奖励系统被过度刺激。过度饮酒或用药时大脑释放的多巴胺，是经历自然的愉悦体验（如吃美食、听音乐、做爱等）时释放的多巴胺的两到十倍（Di Chiara and Imperato 1988）。这时你体验到的异常的愉悦感或欣快感会让你强烈地渴望再次重复这种行为。

自然情况下，多巴胺所参与的愉悦反应可提高我们的生存概率。我们从进食、亲密关系和其他愉快的活动中获得快乐体验，我们愿意重复这些行为。这些行为至关重要：如果不进食，不与他人接触，我们就不可能健康长寿。但是，由反复饮酒和用药引发的快感反应则起相反的作用，它们不能提升生存能力和幸福感，反而迫使人们重复饮酒或用药行为，造成精神和身体上的痛苦，降低体验快感的能力，让人们无法正常进行生存所需的活动（如工作、饮食、照顾自己）。

这一破坏性的循环从生物学的角度看是合理的。这个循环是这样发生的：反复使用药物或酒精后，大脑产生的多巴胺耗尽，使用酒精或药物不能再带来那种强烈的欣快感。也是这个原因，其他事物更无法带来欣快感。当我们的大脑中没有足够的多巴胺时，过去能给我们带来愉悦的事情就不再那么吸引人了；这样的"快感缺乏"会导致抑郁、绝望，并使我们对曾经热爱的事物失去兴趣。

处于这种困境的人们不仅想通过饮酒或用药来将多巴胺带回原来的状态，还想加大酒精和药物用量来触发自己最开始体验到的那种强烈的多巴胺快感。这就是耐受性。你可能记得第一章里我们谈过，耐受性是警告信号之一，预示从社交型的饮酒转为成瘾的风险。你可能也对一种流行的说法有所耳闻，叫作"追逐第一次过的瘾"（chasing that first high）。其意思是，你上瘾以后，不断尝试回到第一次那种"嗨"的感觉，但总是徒劳无功。就像你刚才学到的，这里的问题是，一旦你产生了耐受性，大脑就没有足够的多巴胺让你再次体会第一次的那种快感了。这就是为什么一旦你跨过了门槛，上瘾了，这种"追逐"就再也停不下来。

时间一长，成瘾还会导致大脑产生其他变化，使你很难放弃酒精或药物。大脑负责控制和规划理性行为的部分，如额叶，会因过度饮酒或用药受损。与此同时，大脑中影响你学习能力的化学物质也会耗尽，导致你的思考能力和推理能力下降。这种情况下，想尽办法使用酒精和药物便可能成为你下意识不断重复的行为。它像一种条件反射，不经思考就自动去做——特别是当你所在的环境或者身边的人让你能联想到饮酒或用药时。其实，识别哪些事件、地点、人物能让你联想到饮酒或用药，是战胜成瘾至关重要的一环。

– 成瘾行为是如何习得的 –

若你对心理学有一点了解，也许听说过巴甫洛夫和他的科学实验。巴甫洛夫对学习行为尤其是对一种叫作联想学习的过程很感兴趣，在联想学习中，两个刺激或体验可以建立联系。巴甫洛夫用他的狗做了一个著名的实验。他发现如果在每次喂狗之前摇铃，时间一长，他的狗就会有所预期，认为一听到铃声就会有食物。因此，他的狗每次一听到铃声就开始流口水，即使它还没尝到或看见任何食物。这种铃声和进食经验之间的习得联系非常紧密，导致狗建立了对铃声的条件反射——分泌唾液，为进食做好准备。

巴甫洛夫的狗习得了铃声是食物即将送来的线索，同样，人们也可以"习得"成瘾行为。当你经常和某些人或在某些地方喝酒或用药时，你就会将这些人物或地点与"嗨"或喝醉的经历联系起来。某些人或地点就像巴甫洛夫实验中的铃声一样成为"线索"，制造了对饮酒或用药的预期，制造"嗨"或喝醉的感受的预期。这种预期让你产生强烈的冲动或渴求。

情绪也是线索之一。如果你总是在处于某种情绪状态（如生气、悲伤或紧张）时饮酒或用药，情绪状态本身就成为一种条件线索。因此，当一些人、一些地方、一些事物（如情绪）让你联想到饮酒或用药，强烈的渴求便被触发。这种渴求就是对酒精和药物线索的条件反射。此时，饮酒或用药似乎是唯一选择。

– 重新训练大脑 –

巴甫洛夫的实验中，狗听到铃声就垂涎欲滴，这就是条件反射。成瘾后，你也会进入条件反射模式。反射是由我们大脑中较低级、更为原始的部分控制的，比如脑干。回想一下，是不是有时候你根本不知道自己是否想好了就端起了酒杯？如果这种情况发生过，那就表明大脑中成瘾的部分已经控制了你的行为。

我们将在本书中继续探讨你成瘾的大脑，正是这部分大脑诱惑并驱使你去满足自己的冲动。这些冲动让你感到自己"需要"饮酒或用药，尤其是当你遇到那些能触发渴求的线索时。为了战胜成瘾，你要学会有目的地重塑自己大脑中更复杂、更理性的部分，比如额叶区域。本书的练习将帮助你一步步重塑自己的大脑！

本书还将继续探讨大脑的成瘾部分和理性部分如何在神经生物学上发生冲突，还将帮助你将大脑理性部分训练得更为强大。额叶控制理性行为，而理性行为要通过决策才能产生。我们要考虑某种行为的利弊，然后在众多选项中做出选择——正如乔迪考虑是否要在重要会议前一天晚上喝酒一样。

要学会用理性大脑来决定是否饮酒或用药，你就要先学会聆听自己的渴求，体会那一刻你的身体和心理的变化，与它对话，然后选择如何回应它，而不是像条件反射那样，自动对它做出反应。由于你的大脑受酒精或药物的影响颇深，在很多情况下，你的自动反应都是喝酒或者用药。康复过程就是学会控制这种自动反应的过程，仅此而已。第三章到第十章将为你提供具体的措施。

表 2.1 归纳了一些会受到成瘾影响的大脑结构和脑内化学物质，以及这些大脑的变化对你的行为的影响。

表 2.1　酒精和药物如何影响大脑和行为

受到成瘾影响的大脑结构和脑内化学物质的变化	大脑变化的结果（成瘾行为）
大量多巴胺释放	体验到欣快感，反复用药动机强烈。
（反复用药后）多巴胺的总分泌量降低	从药物或其他曾经喜欢的活动中体验愉悦感的能力丧失。
谷氨酸（一种影响学习能力的大脑化学物质）的浓度发生变化	认知能力（如记忆力、注意力、理解信息和理性思考能力）受损。
大脑额叶发生变化	抑制冲动的能力降低，对行为做出计划和理性选择的能力降低。
下丘脑—垂体—肾上腺轴（身体中压力反应系统中的一部分）改变	降低应对压力的能力，加剧焦虑感或不适感；难以计划，难以选择健康的应对策略，增加压力下饮酒或用药的可能性。

治疗如何进行

你可能想知道，如果成瘾是一种脑部疾病，那究竟该如何治疗呢？就像成瘾行为是"习得"的一样，康复导向的行为也是"习得"的。你无法抹去自己的记忆——你曾对人物、地点、事物等线索做出回应——喝酒和用药。这些线索会在一段时间内触发你的渴求，让你感到不适。但是这一切是可以改变的。你可以给你的大脑足够的时间来修复，同时对这些线索建立新的反应。戒断酒精或药物的时间越长，成功的概率就越大。在本书第二部分，你将学到三套治疗技巧：认知行为疗法、动机性治疗技术和正念技术。

认知行为疗法（Cognitive behavioral therapy, CBT）。这种治疗方法应用广泛，帮助了存在各类成瘾、心境和焦虑障碍，体重控制、慢性疼痛管理，以及其他精神和身体健康问题的患者。在改变成瘾行为的应用中，认知行为疗法也被称作复发预防疗法。认知行为理论认为，成瘾行为是后天"习得"的，是对与饮酒和用药相关的人物、地点和事物的条件反射。认知行为疗法的目标如下：①了解你的成瘾行为是如何"习得"的，条件反射又是如何建立的；②认清哪些人物、地点和事物可以触发你对药物的渴求，换句话说，你的触发点有哪些；③学习用健康的方式应对这些触发点。

在诸多成瘾的心理治疗方法中，认知行为疗法受到的检验最多。已有数十项临床试验将认知行为疗法与其他形式的成瘾治疗作比较，结果一致表明认知行为疗法能有效减少成瘾者的药物或酒精使用，包括兴奋剂（Rawson et al. 2004）、大麻（Budney et al. 2006）、酒精（Annis and Davis 1989）和阿片类药物成瘾（Church et al. 2001; McAuliffe 1990; Pollack et al. 2002; Stein et al. 2004）。

动机性治疗技术（Motivational techniques）。你可能和大多数康复中的患者一样，从决心改变的第一天起，戒酒或戒药的动机时强时弱，有时甚至消失得无影无踪。你的状态每天甚至每小时都在变化。很明显这就是矛盾心理和复杂情绪的体现，所有人在改变自己时都会遇到这种情况。动机性治疗技术帮你看清矛盾心理的源头，化解它才能坚定向前，做出改变（Miller 1983）。

康复给你的生活带来什么改变？动机性治疗技术帮助你探索自己的想法，让你自己得出结论，成为自己康复计划的驱动者。研究表明，这种方法有助于鼓励成瘾者参与治疗（Hettema, Steele, and Miller 2005）。动机性治疗技术与认知行为疗法相结合能更加有效地帮助患者戒掉酒精或药物（Glasner-Edwards et al. 2013; Rohsenow et al. 2004）。你将在第三章完成动机练习，解决戒酒或戒药的矛盾心理，坚定康复的信心。

基于正念技术的复发预防（Mindfulness-based relapse prevention）。在所有冥想练习中，正念是研究最充分的冥想形式之一，近年来才被用于成瘾治疗领域。正念源于佛教禅修。三四十年前，乔恩·卡巴特-津恩（Jon Kabat-Zinn 1982）在他开发的减压项目中引入了正念练习。从那时起，正念技术便开始用于解决一系列心理问题，如抑郁、焦虑，也用于帮助重病患者缓解压力。我们重点关注可以帮助你康复的两个核心技能：①关注呼吸，活在当下；②接受体验，不去评判或试图改变。你将在第七章学到这些技能，它们可以帮助你克服渴求，帮助你离开酒精或药物也能应对那些不愉快的情绪。

– 药物治疗 –

药物治疗是治疗酒精或某些药物成瘾的方法之一。理查德·A.罗森（Richard A. Rawson）博士是药物成瘾治疗行业的领导者，他在最近被《时代》周刊引用的一段话中强调，对于某些药物成瘾（如阿片类药物成瘾）来说，药物治疗至关重要。阿片类药物过量使用致死的案例人数近年来有所增长，在谈到使用丁丙诺啡（下文将对此进行更深入的介绍）对其进行预防时，理查德·A.罗森博士说："不鼓励在治疗中使用此类药物是荒谬的。这就相当于给患者做心脏冠状动脉搭桥手术，却不给患者开阿司匹林、血脂药和血压药。"（*Time*, Feb. 2, 2014）

目前，将药物治疗与行为治疗技术相结合治疗成瘾的效果有目共睹。二者的作用相辅相成。药物治疗可以帮助你在一段时间内不复发，让你有足够的时间参与心理技能的培养。以下任何一种方式和大多数成瘾治疗药物配合均可收到疗效：①减少渴求。因为强烈的渴求往往是阻碍人们成功戒瘾的罪魁祸首；②避免用药或饮酒时有"嗨"或"喝高"的感受，让成瘾物质变得不那么诱人；③维持身体中一定水平的类似化学物质，以替代让你成瘾的药物。过去，用"药物"治疗"药物成瘾"的理念曾引起争议。但近年来，人们逐渐意识到，成瘾就像糖尿病和心脏病一样，是一种慢性疾病，需要持续治疗（McLellan et al. 2000）。科学研究证实，成瘾治疗药物可以救人性命，减少用药过量的致死率，提高整体生活质量，还能帮助成瘾者适应社会，有所作为。

表2.2总结了一些美国食品和药品监督管理局（Food and Drug Administration, FDA）批准的药物，它们和认知行为疗法相结合可用于成瘾治疗。还有一些未经美国食品和药品监督管理局批准的药物也通过了临床试验，展现出在成瘾治疗方面的应用前景。这些药物包括托吡酯（Topiramate）、昂丹司琼（Ondansetron）、富马酸喹硫平（Quetiapine Fumarate Tablets）和巴氯芬（Baclofen）。

表 2.2　美国食品和药品监督管理局批准用于治疗成瘾的药物[1]

治疗药物	药效
纳曲酮（Naltrexone）	用于治疗酒精和阿片类药物成瘾。可口服（纳曲酮口服片，Revia）或注射（维维特罗，Vivitrol）。阻断饮酒或用阿片类药物时的愉悦感，减少渴求。
阿坎酸（Acamprosate）	用于治疗酒精成瘾。可口服（坎普拉尔，Campral）。减少对酒精的渴求。
双硫仑（Disulfiram）	用于治疗酒精成瘾。可口服。会让人在饮酒时感到不适。
美沙酮（Methadone）	用于治疗阿片类药物成瘾。可口服，可注射。用于阿片类药物的戒断和复发预防，减轻戒断症状和渴求。
丁丙诺啡（Buprenorphine）	用于治疗阿片类药物成瘾。可口服或舌下含服。用于阿片类药物的戒断和复发预防，减少渴求，阻断使用阿片类药物后的兴奋或愉悦感。

- 大脑可以康复，你也一样 -

尽管有证据表明成瘾会对人体造成破坏性的影响，但科学研究显示，大

---

[1] 表中涉及的维维特罗（Vivitrol）、坎普拉尔（Campral）、双硫仑（Disulfiram）均为在国外上市的处方药。

脑具有很强的康复潜力。在一项运用脑成像技术的研究中，研究人员在 14 个月的康复期内反复观察甲基苯丙胺[1]成瘾者的脑成像变化，并与未使用过成瘾药物的健康人进行比较。他们发现，在研究伊始，成瘾者的大脑制造多巴胺的能力严重受损，而随着时间的推移，那些坚持断药的人的多巴胺制造能力逐渐恢复了（Volkow et al. 2001）。

近期，科学家做了一项类似的脑成像研究，关注被成瘾损害区域的大脑活动，只不过这次他们希望弄清楚认知行为疗法是否能对此产生影响。研究人员发现，随着认知行为疗法的进行，患者在冲动控制和其他认知能力测试中的结果都有提高，负责控制理性决策、"自我控制"和冲动反应的脑区都有改善（DeVito et al. 2012）。

你可能想问："这对我来说意味着什么呢？"这意味着，通过掌握一定的康复技能（如你在本书中即将学到的技能），你不仅可以控制饮酒和用药的相关行为、恢复做出健康决定的能力，还可以在日常的、自然的愉快体验中再次获得快乐。虽然药物和酒精夺走你的控制权，让你绝望、抑郁，但这些科学研究带给我们的好消息是，如果你愿意接受治疗，在治疗中使用本书介绍的治疗方法，你就可以远离酒精和药物，让生活回归正常。

---

1 甲基苯丙胺：一种强效中枢神经系统兴奋剂，"冰毒"的主要成分。

小 结

现在，你对成瘾对大脑的影响有了更深入的了解。过度使用酒精或药物会引起一系列神经生物学变化，这些变化是你诸多成瘾行为形成的原因。在本章中，你还看清了长期饮酒或用药是如何影响你的理性决策的。我们回顾了成瘾行为的习得过程，了解了它们是如何变得不受控制的原理。后面章节介绍的治疗方法将帮助你掌握新的反应模式以应对那些酒精或药物的触发线索。不饮酒、不用药，用健康的方式"重新学习"如何应对这些线索，你大脑的成瘾部分将被弃置，理性部分将变得更加强大，理性选择的能力将得到恢复和提升。下一章的重点是增强你的康复动机。

PART TWO

第二部分

战胜成瘾行为

第三章

步骤 1：增强动机，投身改变

有时候你笃定酒精或药物就是你生活的毒药，但是第二天，甚至下一个小时，你就找到理由让自己再喝一杯酒或者再用一次药。你有没有想过这是为什么。实际上，这种事在很多人身上都发生过，并不只发生在努力戒掉药物或酒精的人身上，心理学家也曾对此做出解释。无论是试图减少有害行为（如暴饮暴食或过度消费），还是尝试开始健康的生活习惯（如锻炼、定期服药、合理饮食），只要人们正在努力尝试做出生活中的改变，经历这种动机波动就很正常。

你将在本章中了解到，为什么你改变行为的动机每天甚至每时每刻都在变化。本章将向你介绍一种行为改变理论。该理论认为，改变饮酒或用药状况的动机分为不同的阶段，并解释了在不同阶段动机如何影响你的康复进程。接着，你将完成自我评估，测试你对改变饮酒或用药现状的动机和决心。你还将做一个练习，帮助你增强并维持你的动机。无论何时，只要你想给自己加油打气，想提醒自己历尽艰辛也要戒瘾的原因，你都可以回顾这个练习。

我们如何做出改变

心理学家花了数十年时间解读行为改变的过程。我们的大脑里究竟要发生什么才能激励我们改变长期的行为习惯？对此研究得最充分的理论之一为行为改变的跨理论模型（Miller 1996）。在成瘾治疗领域，该模型被广泛用于理解和提高康复的动机水平。根据这一理论，改变的动机分五个阶段——懵懂期、沉思期、准备期、行动期和维系期。无论处于哪个阶段，你都可能在阶段之间摇摆，前行的速度各有不同。让我们来看看这些不同的阶段。

- 懵懂期：第一阶段叫作懵懂期。在这个阶段，你还没意识到自己需要做行为改变。也许你身边的人已经注意到你的饮酒或用药问题，并且和你谈到了他们的担忧，但你自己并没有当回事。既然你已经捧起了这本书，你大概已经过了这一阶段，但你也许还记得，曾经有一段时间，别人一跟你说起他们的担忧，你就很抵触，因为那时你不觉得这是个问题。那时的你正处于懵懂期。

- 沉思期：这个词恰如其分地描述了这个阶段的特点。你在这个阶段开始思考改变的可能性。此时萦绕于你脑海中的主题可能是，我需要做出一些改变，或者喝酒对我来说不再是什么好事，又或者我可能无法控制用药了。在这个阶段，你开始意识到，你当前的行为不是你想要的。

- 准备期：进入第三阶段的你确信自己需要在行动上有所改变并开始做计划。你四处寻找帮助，这是你迈入这一阶段的标志。准备期的表现还包括：

  - 预约成瘾专家。

  - 考虑各类成瘾治疗方案。

- 择日开始戒酒或戒药。

- 阅读本书，计划做书中的练习。

- 行动期：进入行动期，你开始执行在准备期所做的计划。接受治疗、做本书中的练习、参加互助自助小组（如12步骤小组），或者减少甚至戒掉了酒精或药物。

- 维系期：在行动期坚持六个月以上，你就进入了维系期。如果行动阶段你要做的是停用酒精或药物，那么一旦保持清醒（sober）[1]六个月，你就进入了维系期。

当然，在成瘾康复的过程中，一次滑倒（a slip）[2]或复发自然会扰乱你的阶段性进程，但并不意味着你要从头再来。你对复发做出的反应决定了你是否能重新获得在康复中前行的惯性。如果你及早发现并且不让这一次滑倒变成真正的复发，你就能回到正轨，回到行动阶段，否则可能倒退回上一个阶段，被"卡"在那里动弹不得。在本书的第二部分，你将学会一些实用技能，在失控前看清一次滑倒的本质，然后重整旗鼓，继续前行。

练习3.1 你处于哪个改变阶段？

复习以上对五个阶段的描述。根据你改变饮酒或用药现状的动机，圈出你所在的阶段。

懵懂期 沉思期 准备期 行动期 维系期

你有多大动力去采取必要的行动远离酒精或药物？0代表完全没动力，10代表有最强的动力。请根据你的情况，从0到10，圈出你的动机水平等级：

---

1 清醒（sober）：原义为未受到酒精影响不醉酒的状态。也被引申为未受到药物时影响的状态。

2 一次滑倒（a slip）：指康复过程中偶尔使用酒精或药物。

0 1 2	3 4 5	6 7	8 9 10
没有动力	有些许动力	有动力	有很大动力

首先,如果你圈出的是"行动期"或"维系期",恭喜你正在走向健康的人生之路!要继续改变,保持强大的动力很重要,请务必完成本章练习。如果你圈出的是"决定期",那么你可以在这一章强化自己改变的动机,以顺利进入"行动期"。如果你圈出了"懵懂期"或"沉思期",那也很好。通过阅读本书,你可以了解成瘾的真相,考虑是否会在未来改变你的酒精、药物使用情况。如果你给自己的评分小于5,那么你可能仍然处于改变的早期阶段(懵懂期或沉思期)。如果你给自己的评分大于5,你——不管是犹豫不决还是全身心地——已经决定了要采取行动改变你的酒精或药物使用状况。

无论你处于哪个阶段,看看你的动机水平评分,并问自己这个问题:如何才能让我在评分表上右移一位,多得一分?没有答案也不要担心。我们即将探讨改变的利弊,以及值得改变的原因。一旦开始对此进行思考,你就知道该如何回答这个问题了。

矛盾心理:康复中的正常现象

无论你康复的决心有多大,对康复在生活中的重要性有多么深刻的认识,要改变行为和生活方式,现在你的心情矛盾且复杂,这也是很正常的(Prochaska, DiClemente, and Norcross 1992)。即便酒精或药物给你带来的问题堆积如山,但最初你饮酒或用药也不是无缘无故的。它给你带来了"积极"的情绪,提高了你在某些方面的能力,或帮你驱除了不适的感觉,它在某种程度上对你有过帮助。很重要的一点是,你不得不承认饮酒或用药在一开始确实带给你"积极"的感受。你希望继续得到这些"好处"，因此，即使过去很长一段时间你都没有再得到过这些好处，然而一想到要彻底戒断就心情复杂。那些记忆非常深刻，你成瘾的大脑会诱使你寻找酒精和药物，试图再现这些"积极"的回忆。不过一旦你开始审视自己的改变动机，大脑的理性力量便聚集增大，从而开始对成瘾行为进行控制。

如果你有较长的饮酒、用药史，你很难想象没有它们你的生活会怎样。你甚至觉得自己注定要失败，因为你不相信自己可以成功改变。这些焦虑是可以理解的。但这些焦虑并不合理！为什么？因为只要认识到你的想法或感受不合理，改变起来才更容易。虽然做起来并不容易，但只要你有一个可靠的康复计划——就像本书正在帮你制订的——以及适当的支持，这是完全可能的。现实情况是，那些长期饮酒或用药的人改变自己开始了全新的生活。

是继续饮酒或用药，还是减少或戒掉？接下来，你将分析两者的利弊。在做这项练习时，你要记得，饮酒和用药所带来的直接的、短期的好处（如情绪改善）往往与它的长期效果完全相反，只不过后者显现得晚一些。这些长期负面影响包括抑郁或其他情绪障碍、无法完成重要的事情等。诚实地面对和总结这些短期和长期影响，看清楚每个决定带来的各种利弊（见练习3.2）。

练习3.2 解开矛盾心理

对于改变酒精或药物使用行为，你的心情复杂矛盾。请认真想一想，如果停止饮酒或用药，你会得到什么好处，你会怀念什么。在本练习中，你将用四种不同的方式来思考这些问题。

第一步，想一想自己为什么饮酒或用药——它的积极影响。以下是人们饮酒或用药的一些起因。

- 它帮我缓解焦虑。

- 它帮我放松。

- 它让我逃避困难。

- 它带给我乐趣。

- 它帮我缓解社交中的尴尬。

第二步，想一想你饮酒或用药时，特别是在你产生强烈的渴求时发生的一些负面事件。下面是饮酒或用药带给你的一些负面影响。

- 健康问题，包括药效消退后的身体不适、生病，某些药物还可能造成长期影响（如肝脏损伤、心脏病、口腔健康问题）。

- 导致或加重心理症状或心理疾病，如焦虑和抑郁症状。

- 财务问题。

- 人际关系问题。

- 在工作、学习或家庭中难以履行应尽的义务。

第三步，列出减少或戒掉饮酒或用药的好处。

- 身体更舒服。

- 情绪更稳定可控。

- 做事更高效。

- 人际关系得到改善（通常是渐进的）。

- 自我感觉更好。

- 省钱。

第四步，想一想你会想念饮酒或用药带来的哪些好处。减少或戒掉饮酒或用药的一些"坏处"有：

- 对情绪或做事效率没有立竿见影的作用。
- 失去或远离个别朋友，因为他可能会诱使你饮酒或用药。
- 减少了社交活动或工作项目。
- 不能再依靠酒精或药物来应对压力或其他问题。

现在，将你的答案填到下面的表格中。请尽可能开诚布公：你对这些复杂感觉产生的来源了解得越透彻，就越有把握说服自己压制对饮酒、用药的渴求。

减少或戒掉饮酒或用药的好处：

1. _____

2. _____

3. _____

4. _____

减少或戒掉饮酒或用药的坏处：

1. _____

2. _____

3. _____

4. _____

继续饮酒或用药的好处：

1. _____

2. _____

3. _____

4. _____

继续饮酒或用药的坏处：

1. _____

2. _____

3. _____

4. _____

康复期间这个表格会反复用到，你可以把利弊都写下来，存在手机的备忘录中，或者做成手机壁纸，时刻提醒自己。也可以将它写在一张小卡片或一张纸上随身携带（放在钱包或书包里）。渴求来临时，马上查看这个清单，提醒自己能从康复中获得什么，一旦"滑倒"或复发你会失去什么。

请记住，成瘾大脑会用你对酒精或药物短暂的积极效果的记忆来诱使你饮酒或用药，而其消极影响和缺点通常要过一段时间才显现。不过，如果你在决定是否饮酒或用药之前反复思考，大脑就更加理性，助你克服渴求，远离复发。

提升你的动力

在本章的前半部分，你评估了自己减少或戒掉饮酒或用药的动机水平。你还思考了如何才能强化自己的动机，让评分至少提高一分。你还需要思考一些问题，这些问题会帮你更深入地理解你对饮酒或用药的顾虑，对你现在及未来生活的影响，以及你对戒掉酒精或药物的信心。

让我们来看卡丽的例子。

MORE
卡丽要改变

在过去的八年里，卡丽每天都离不开大麻。大多数时候她能维持生活正常运转。她在电视这一行做过几份制作助理的工作，她本来有一段长期的恋情（近期她主动结束了），她向来积极参加社交活动。不过，近期她注意到自己很焦虑。她发现自己过去做出的决定总是在她的脑海中挥之不去（比如分手），她怀疑自己做的这些决定是不是错了。她一直在思考自己的职业生涯，奇怪自己为什么还没有升职。

这些想法压抑她，她吸食大麻比以前更频繁了。这个恶性循环开始之后，卡丽根本没有动力去做她平常喜欢的事情，比如社交、锻炼和与家人共度时光。她最近才开始意识到，抑郁、焦虑和抽大麻之间有关系。尽管抽大麻可以让她不去想那些不开心的事情，但卡丽注意到，大麻抽多了自己就会连续几天魂不守舍。在那些日子里，她悲伤、烦躁、疲惫不堪，不管是在公司还是在家里，她都需要很努力才能专注手头的工作。

卡丽去找心理医生进行评估，讨论了大麻和她遇到的问题之间的联系。卡丽来看心理医生前，正处于对大麻使用做出改变的"沉思期"——她思考大麻对她的影响，但她还没有处理这件事的具体计划。她对自己的改变动机评分为 5。她有一些动力，也有矛盾，这主要是因为尽管她长期吸食大麻，但她此前完全没感到大麻对自己有太多的消极影响。心理医生建议卡丽从四个方面思考有关大麻的问题，帮助她探索她的矛盾心理，并加强改变的动力。

认识到吸食大麻是一个问题：吸食大麻到底是不是一个问题？这个问题可能听起来很容易回答，但当你想做出改变却又存在矛盾心理时，你就会怀疑自己的直觉（认为饮酒或用药是一部分甚至是大多数麻烦的来源）是否正确。

心理医生问卡丽，她是如何意识到是大麻造成了她的问题，它还带来了哪些麻烦。这些问题使得卡丽注意到以下现象：

- 它影响了我的心情。
- 它增加了我的焦虑感。
- 它干扰了我的注意力，影响了我的工作效率。

- 它让我丧失了做平时喜欢的事情的动力，比如和朋友、家人共度时光。

- 我怀疑它可能阻碍了我在职业上的进一步发展。（如果我有更多的精力和动力，也许我在工作中会更积极主动。）

有关使用大麻的顾虑：通常寻求帮助的人会说，有家人或朋友表示过对自己的担忧。这很重要，很多时候他们的担心会让我们行动起来，去直面这个问题，但是与之相比更有效的是你自己对自己的担忧。你担心你的行为会对你的生活产生影响，这种促使你做出改变的力量比任何东西都要强大。心理医生让卡丽体会她对吸食大麻的担忧。她让卡丽思考，如果她在明年甚至在以后更长的一段时间内继续像现在一样吸食大麻，会发生什么她不想看到的情境。换句话说，如果她不做任何改变，会发生什么。卡丽说出了以下担忧：

- 我可能会更加抑郁和焦虑。

- 我可能会变得非常孤僻。

- 如果我继续像这样吸食了大量大麻去上班，我可能会在工作中出错，甚至遇到麻烦。

- 我的体重会增加。我的运动量已经下降了，而且吸食大麻后我的饥饿感更强。

改变的意愿：意识到你有酒精或药物使用问题是一回事，但将这种认识转化为行动则是另外一回事。从意识到有了麻烦到下决心做出改变，要迈很大的一步，也是非常重要的一步。这个过程中，你下定决心要改变，并认清做出改变可以让你比现在过得更好。心理医生让卡丽思考一下为什么有必要改变，如果成功改变，她的生活将有什么不同。卡丽的回答如下：

- 我要停止吸食大麻，才能看清是不是大麻阻碍了我的职业发展。
- 我要停止吸食大麻，才能重拾自我 —— 现在这个抑郁的、焦虑的人不是我认识的自己。
- 如果能够戒掉大麻，我会更快乐、更有活力。
- 如果能够戒掉大麻，我会升职。

乐观心态：你相信自己能改变酒精或药物的使用状况吗？这可能是最具挑战性的改变之一。不过，研究表明，如果你有充足的理由相信自己，相信自己具备赢得这场战争的能力，你成功的概率就会大大提高（Kelly and Greene 2014）。这种自信就是自我效能感。为了帮助卡丽提高自我效能感，心理医生让她思考为什么她相信自己有能力成功康复。以下是卡丽陈述的理由：

- 我非常坚强。每当我决定做一件事时，我一定会坚持到底。
- 我会得到强有力的支持。我的朋友们会支持我，而且不吸食大麻的朋友看到我终于戒掉了大麻会非常开心。
- 我之前也做过其他看似难以完成的改变，比如戒烟，并且成功了。

完成这项练习后，卡丽发现，她对以下这些事情有了更清醒的认识：大麻对她生活的影响、她对未来的担忧、改变现状会给自己带来的好处，以及她为什么相信自己能够做出改变。在反思了所有这些问题之后，她发现她的动机评分从 5 上升到了 7。

练习 3.3　改变的动机

现在轮到你来思考了。这个练习将帮你看清自己对改变所持的矛盾心理，请用自己的语言来描述你进行改变的动力。

1. 想一想：饮酒或用药对你来说是不是一个问题？

你有哪些问题和饮酒或用药有关？在这里作答。

_____

_____

_____

_____

饮酒或用药如何干扰或阻碍你做你想做的事？

_____

_____

_____

_____

2. 想一想：你对饮酒或用药的担忧有哪些？

你担心自己的饮酒或用药状况吗？你担心有什么不好的事会发生？请在此写下你的顾虑。

_____

_____

_____

_____

如果不减少或停止饮酒或用药的话，你的担心是什么？

_____

_____

_____

3. 想一想：改变饮酒或用药状况后你的生活会发生怎样的改变？

是什么让你觉得自己应该减少或停止使用酒精或药物？

_____

_____

_____

如果你成功地改变了酒精或药物的使用状况，而且事情按照你希望的方向发展，你的生活会有什么不同？

_____

_____

_____

4. 想一想：让你相信自己和自己能做出改变的原因是什么？

是什么激励你让你坚信改变对你来说是完全有可能的？

_____

_____

_____

现在你更深入地探讨了自己改变的动机，接下来让我们来回顾你之前的动机评分。你有多大动机去采取必要的步骤来改变你的饮酒或用药状况？0代表完全没动力，10代表有最强的动力，请根据你的情况，从0到10，圈出你的动机水平等级：

0 1 2	3 4 5	6 7	8 9 10
没有动力	有些许动力	有动力	有很大动力

和以前相比，你的评分是否发生了变化？如果提高了，那真是个好消息！你会发现，在不同的阶段，甚至是保持阶段，你都需要尽力保持最高的动机水平。其原因在于，在每个变化阶段，饮酒或用药的那种矛盾或复杂的感觉都会自然而然地出现。即使你处于完全稳定的康复阶段，你也偶尔想去喝酒或用药，那时，你需要重新审视利弊，切实认清你保持清醒的动机。

和本章开始时的你相比，你的动机评分若没有改变也没有关系：也许你的动机起点已经很高，这个练习对你来说只是回顾一下你的动机为什么高；如果你的动机起点不是那么高，评分也没有改变，那也很不错，这表明你诚实面对自己所处的情况。无论何时，当你有了新的可以用以增强动机的认识，你可以随时回到这里，将它们添加进去。最好与你的治疗师一起完成这些练习。

最后，无论评分是否上升，你都应该毫不犹豫地鼓励自己更进一步。提高一分，就增强一分动力。要想保持动力、增强动力，就要坚持探究你的动机。

小结

到目前为止，你对行为改变的心理学原理，你当前所处的阶段，改变饮酒或用药的动机与利弊，以及改变的原因都有了较为深入的了解。这种了解是你康复的基础，但它只是第一步。为了实现目标，你还需要更多的支持。接下来，你需要制订一个计划，以确定如何获得这些支持。另外，你还需要掌握一些技能，帮助自己在坚持不使用酒精或药物的情况下执行计划，渡过难关。

读完本书后六章，你将用以认知行为疗法、动机性治疗技术和正念技术为基础的一系列技能，来应对你在康复过程中的触发点、诱惑和障碍。读完本书第二部分，你将制订出你的专属复发预防计划，并且还将掌握那些能助你长期康复的技能。

第四章

步骤2：为成功做准备

上一章，你探索并加强了自己的康复动机。你理清了思路，找到了决定改变的原因，现在是做出调整、踏上康复之路的时机了。要最大限度地提高成功率，你还需要应对康复早期的挑战。在你的前方，在你的周围，你将遇到各种各样的挑战，比如可能会触发你饮酒或用药冲动的人、地点或事物。其中一些触发点比较好应对，而另一些较难。本章将帮助你预测这些挑战，并做足应对功课。

对于即将遇到的障碍，这里有几个应对步骤。首先，你将了解为什么你需要将那些诱惑你的东西从你的周围去除。你还将学习做康复决策时保持对康复注意的方法，了解在康复计划中引入锻炼计划的重要性。接下来，你会在自己的社交生活圈中寻找支持。最后，你将学习如何与你身边的人增进友谊，在康复过程中用坚定、自信的沟通方式来寻求亲朋好友的帮助。

扔掉那些和你饮酒或用药相关的"东西"

随着成瘾程度的加深，自然而然地，饮酒或用药行为将与当时使用的"东西"关联起来。你可能会问，是什么东西？那取决于你用的是什么药品。比如说，抽大麻用的卷烟纸、烟枪和烟斗。现在，你在脑海中将这些东西和大麻建立起了联系，所以它们可以触发你想要"嗨"的强烈冲动。刚刚停止抽大麻的人，打开抽屉看到里面的烟斗就会产生强烈的渴求。把所有这些东西从你家、你的背包、钱包、汽车，或是其他任何你放置过这些东西的地方清除掉，是预防"滑倒"或复发的第一步。如果你曾偏爱酒精，那就把你爱的红酒杯或烈酒杯从家里扔出去。如果你曾注射药物，那就远离针头或注射器。关键在于，药物若触手可及，这个触发点就一触即发。因此，如果你家里有剩余的大麻、酒精、药片或其他你试图戒掉的药物，及时扔掉。

对于大多数处于康复早期的人，这很难做到。你可能对上面这些做法有疑问或异议。在我们解决这些疑问之前，请花点时间思考一下康复在你生活中的重要性，以及你在上一章列出的戒瘾的原因。如果你一时想不起来，请返回去看看你列的清单。思考一下：戒瘾的动力有多大？是否做好了采取必要手段来取得成功的心理准备，即使一开始极其艰难？

下文列出了人们对扔掉这些东西（也被称为相关用品）时的一些顾虑或反应。

· 顾虑：为什么必须全部扔掉？它们还有价值，我不想扔掉它们。

康复心态：尽管所有这些东西都花了钱，但继续饮酒或用药会造成的经济负担将是无底洞。你现在的首要任务是尽量阻止复发。把这些东西留在你身边会让你心血来潮时轻易地端起酒杯。你的目标是多多设置障碍。与康复后的新生活的价值相比，这些用品的花费不值一提。

· 顾虑：如果家里来客想要喝点酒，而家里的酒都扔了，怎么办？

康复心态：饮酒虽然是被社会普遍接受的，但你需要考虑一下在身边存酒来取悦他人的这种做法是否可取。康复是你的首要任务，你可以对自己说："家里有酒我更容易复发，我付不起这种代价。我的客人会理解和接受我家中没有酒这一现实。如果喝酒对他们来说真的那么重要，我们可以到外面餐厅聚会，他们可以点酒喝。"

· 顾虑：我应该足够坚强，就算周围有这些东西，我也不沾。

康复心态：很多刚开始进行康复治疗的人认为拥有意志力就会康复。但在一些最有效的基于认知行为疗法的成瘾治疗中，有一种说法是，"康复靠的是聪明，不是强大"（Rawson et al. 2004）。这句话说的是，为了证明自己很强大、很有意志力，试图去测试自己，将面临巨大的复发风险。我们从脑成像研究中了解到，视觉触发点只需看相关用品 33 毫秒，就可以激活大脑成瘾部分的产生渴求（Childress et al. 2008）。你不能确保触发点永不出现，最好还是避免接触它们。千万别逞强去试图抵抗诱惑，将自己置于复发的风险之中。

练习 4.1　随身用品

下面的清单列出了一些你应从周遭环境中移除的物品。请标出你需要移除的物品：

_____酒精

_____药丸

_____大麻

_____你曾用过的其他药物（即使不是让你成瘾的主要药物）

_____打火机

_____镜子

_____烟灰缸

_____烟斗

_____卷烟纸

_____烟枪

_____针

_____电话号码（贩卖药品的人）

_____医用大麻许可卡

需要移除的其他用品：_____

_____

_____

要扔掉哪些东西你已心里有数，下一步你需要制订一个具体的计划。你有信心自己一个人处理掉这些东西吗？还是你需要有人和你一起完成？你可以求助一个亲近的人、一个支持你康复的人、一个12步项目中的互助对象，或者一位成瘾治疗师或咨询师。千万别拖延，一旦所有这些诱惑远离你的生活，事情就会变得容易一些。

察觉那些看似无关紧要的决定

随着康复的进行，你需要做一项重要的心理调整——从现在开始，你做什么决定都要慎重考虑你的康复问题。有些决定，虽然看起来无关紧要，但都会对你的康复产生极大的影响，比如去哪里、和谁交往、玩什么。这些看似无关紧要的决定，确实只是一些小事，看不出它和你的康复有什么关系，因为它们与饮酒或用药并不直接相关。但如果你意识不到它会对你产生影响，那你离复发就更进了一步。让我们来看乔纳森的例子。

MORE 被触发的乔纳森
....

　　乔纳森对可卡因成瘾，正处于康复早期。他是在朋友家看"超级碗"（Super Bowl，美国橄榄球联盟年度冠军赛）时被触发的。他支持的球队获胜后，他和伙伴们非常兴奋，想要庆祝一番。他的朋友斯科特提议一起去附近的卡拉OK酒吧。乔纳森有些犹豫，他过去一直使用可卡因和酒精，现在还在康复期，不能用可卡因，不能沾酒。

　　经过短暂的思想斗争，他想："好吧，去就去吧。我就是去喝点汽水什么的。"当他们到那里时，其他一些好朋友已经在等他们了。"嘿，乔纳森！"一位大学同学在吧台边给他打招呼，这位老同学名叫格雷戈里。"你的酒在这儿呢，我都帮你买好了！"乔纳森走上前，桌子上放着冰啤酒，太难以抗拒了。他想："我就喝一杯，有什么大不了的？"几轮过后，他的朋友们玩得越来越起劲。一个朋友对乔纳森说，他带了一些可卡因。虽然酒精并不是乔纳森曾经的"首选药物"，但对他来说，饮酒和可卡因是捆绑在一起的。那天晚上，乔纳森最终还是复吸了可卡因。

　　看了乔纳森的复发过程，你对这看似无关紧要的决定有什么看法？首先，乔纳森没意识到酒吧是一个危险的地方。球赛结束后和朋友一起去酒吧，看似与复发无关。这是思考过程中的常见误区：当你周围有药物时，即使它不是你的"首选药物"，它仍然可能乘虚而入，因为这种别人饮酒或用药的情境会将你带离康复的心态。在早期康复中，你非常脆弱，这种可能性大到超出你的预料。

乔纳森本来不打算喝酒，但当他的朋友给他买好了酒在吧台等他时，他被置于诱惑和社交压力之中，他的计划就没那么有用了。这就是导致乔纳森复吸可卡因的连锁反应（从决定去酒吧开始）中的一环。酒精让乔纳森的判断力下降。往前追溯，那个看似无关紧要的决定就是去酒吧。如果他选择不参加球赛后的卡拉OK酒吧庆祝活动，他就不会复发。

以下建议可以帮你避免做出那些看似无关紧要却会置你于风险之中的决定。

· 你每时每刻所作的决定都很重要，因为它们的确会影响你的康复。
· 有的选择会干扰你的清醒状态，你需要摒弃掉这种选择。
· 全面考虑每个选择的潜在风险和好处。
· 选择能助你康复的选项。
· 如果你最终还是选择了一个有风险的选项，那么一定要准备好撤退计划或复发预防策略（比如，一旦被触发，给互助对象或支持你的朋友打电话，或者预先带一个可以帮你保持康复动力的人一起去）。

锻炼有助于成瘾康复

你在本章将实践一些提高康复成功率的新行为，你可以关注一下身体锻炼在成瘾康复中的最新研究成果。每个人都知道，体育锻炼有益于身体健康；

你可能还听说过，体育锻炼不仅可以促进身体健康，还可以促进心理健康。美国疾病控制中心目前建议每周进行两个半小时的中度有氧运动（Centers for Disease Control 2015），也就是说一周五天每天约三十分钟的有氧运动（如散步、慢跑、骑自行车或跳舞）。中心还建议每周进行两次肌肉运动（如阻力训练）。听起来是不是很难实现？的确，如果你有好长一段时间没锻炼了，要坚持下去并不容易。但好消息是，越来越多的研究表明，体育锻炼对成瘾康复有益。

最近的一系列研究（Rawson et al. 2015, Dolezal et al. 2013, Mooney et al. 2014）表明，根据这份指导方针进行有氧运动和肌肉练习的人，在心理和身体健康方面均获得了不少益处：他们减去了脂肪，身体更健美；他们的抑郁症状和焦虑症状有所减轻；与另一组接受了健康教育但没有参与日常锻炼项目的成瘾者相比，他们在减少药物使用方面表现更好。

同一系列的研究还发现，那些在康复期间锻炼的人脑细胞发生了一些变化。在有规律地锻炼两个月后，他们的大脑产生的多巴胺（一种能带来愉悦感的化学物质）更多。这是一个重要发现，因为这意味着在康复期间运动可以帮助你恢复体验愉悦和快乐的能力——这可以极大地帮助到你，保护你免受负面情绪的伤害，而负面情绪恰恰是导致复发的常见因素之一。也就是说，体育锻炼可以帮助你保持头脑清醒，增进心理健康。你可以把日常锻炼列入康复计划，让它成为其中非常重要且令人愉快的一部分。

想要使锻炼成为常态，关键的一点是要找到你真正喜欢的锻炼方式。想想你喜欢做什么——是户外活动，比如远足、散步、慢跑、攀岩、游泳，还是跳舞、去健身房练器械，或其他室内运动？无论做什么，一定不要做那些像是苦差事的项目。要是你数着还有几分钟才结束，那就一定不要再选这种锻炼方式！找到喜欢的，就定期做，不要停。将日常锻炼纳入康复计划，你会感觉自己很棒，足以保持清醒应对负面情绪。现在请花一点时间思考什么样的活动会让你"迷上"锻炼（见练习4.2）。

练习 4.2　选择锻炼方式

我喜欢的体育活动有：

1. _____

2. _____

3. _____

4. _____

5. _____

我决定在_____（日期）去尝试_____。

如果这项运动不是我最喜欢的日常锻炼活动，作为替代方案，我会在_____（日期）_____去尝试_____。

一旦我选定了最喜欢的活动，我将每周_____天花_____分钟来做这项运动。

　　一种可以帮助你坚持下去的方法是，记录每天的活动，完成计划后奖励自己。锻炼之后，你可以做一些喜欢的事（比如给自己买点小礼物，和朋友一起享受闲暇时光），或做些轻松的事情（比如泡泡澡、晒日光浴或看喜欢的电视节目）。关键是要认可自己的成就，并且一定要将奖励与锻炼建立联系，告诉自己这是坚持锻炼的回报。你可以用练习4.3锻炼日志来跟踪自己的进度。

练习 4.3　锻炼日志

在这个日志中，你可以记录自己锻炼的频率，也可以记录你何时奖励了自己。每周按时锻炼，给自己一到两次奖励。在接下来的几个月中，及时记录，养成规律锻炼的生活方式。

第（　　）周　　　　　　　　　　　　　　　　　　　日期：

时间	锻炼类型 / 运动时间	奖励
周一		
周二		
周三		
周四		
周五		
周六		
周日		

我达成了本周的目标：是　　　否

我奖励了自己至少一次：是　　　否

审视你的社会支持网络

研究表明，社会支持对你在康复中保持清醒、坚持不沾酒、不用药有很大的作用（Kelly et al. 2012）。这意味着，如果与支持你戒酒或戒药的人建立高质量的人际关系，你就有可能长期保持清醒状态。在康复的过程中，有些人身边有关爱他们、支持他们、"懂得"康复意味着什么、知道怎么帮助他们的人，但有些人没有。有些人身边虽然关爱他们的人不少，但是那些人并不真正理解成瘾是一种疾病，也不知道用什么正确的方式支持他们。你生活中可能这几种人都有，但无论你的支持系统目前怎么样，我们都可用以下方法对它做进一步的构建和调整。

- 结交正在康复中的新朋友。
- 减少或切断联络触发你（负面情绪或渴求）的朋友。
- 多接触那些能帮助你、懂你的朋友和家人。
- 用坚定自信的沟通方式与想要帮助你但不知道如何帮助的人交流（如果他们愿意学习，告诉他们应该怎么帮助你）。
- 接受婚姻或家庭咨询治疗。

第一步，审视你目前的社交网络，在你身边的人中找出能够给你提供社会支持的人，同时也要筛出那些可能触发你（负面情绪或渴求）的人。通常，触发你（负面情绪或渴求）的人要么是自己甚至还会当着你的面饮酒或用药，要么会带来冲突或消极情绪，他们最终会导致你产生饮酒或用药的冲动（见练习4.4）。

练习4.4　安全防护网与危险关系

在这个练习中，你将思考哪些人帮你筑起了安全防护网，哪些人、哪些关系对你来说是危险的。安全防护网是指那些支持你康复的人，他们不会做任何阻碍你康复的事（例如，给你提供酒或药物，做一些可能触发你负面情绪或渴求的事）。危险关系刚好相反——这些人通过自己饮酒、用药或其他一些行为，引诱你使用酒精或药物。你可以花点时间将身边的朋友、家人、同事、12 步骤项目中的助帮人或其他社交网络中的人分列如下。

安全防护网	危险关系
1.	1.
2.	2.
3.	3.
4.	4.
5.	5.
6.	6.

现在，看看这个清单，问问自己，你的坚固安全防护网成员有几个——当你经历了糟糕的一天，需要找人聊天时，他们在那里等你。如果没有，也不要绝望，这里介绍几个建立安全防护网的方法。你也可以花点时间来思考如何处理你的危险关系。根据他们的身份以及你与他们关系的远近，可采取以下几种处理方法。

- 回避：有些危险的关系你需要彻底回避。那些和你的友情主要建立在一起饮酒或用药上的朋友，那些曾经为你提供药物的人，你和他们在一起的风险过大，你应该回避。

- 减少接触：你可能没办法完全回避一些危险的关系（比如曾经下班后和你一起饮酒用药的同事），但你可以少和他们接触。

- 设定界限：有些人会经常触发你的负面情绪或渴求，但是你不能或者不想和他们彻底断联（比如家庭成员、亲近的朋友、配偶或其他亲近的人），处理这种关系的关键就是要设定界限。

设定界限：坚定自信地沟通

坚定自信的沟通方式是非常有用的康复工具。首先，我们来思考一下坚定自信是什么意思。极度保守的人被称为被动沟通者。如果你是一名被动沟通者，你会倾向于：

· 把你的感受放在心里，不表露出来。

· 避免向他人提出请求。

· 不表达自己的愿望和需要。

这种沟通方式的问题在于，你的需求总是得不到满足，其他人可能会占你的便宜，导致你产生挫败感或怨恨情绪。而挫败感和怨恨情绪又会加剧其他消极情绪，如抑郁。

如果你处于另一个极端，你可能是一名侵略型的沟通者。那么，你会倾向于：

· 提出要求。

· 利用他人。

· 用具有敌意、粗鲁或愤怒的语气进行沟通。

侵略型的沟通者的问题在于，对别人不尊重，因而被孤立，其他人想与你拉开距离以自我保护。

坚定自信的沟通则介于两者之间，这种沟通方式可帮助你在康复过程中有效地表达你的需求。当你坚定自信地沟通时，你会：

· 尊重对方。

· 向他人提出请求，但不会过分苛求。

· 感谢他人对你的帮助。

· 以一种让人愉悦的方式说出你的想法。

· 以恰当的方式表达自己，而不是把情绪和感受憋在心里。

坚定自信的沟通方式有诸多好处，你能控制自己的情绪，也能控制表达情绪的方式。此时他人尊重你，更愿意满足你的需要或请求，并用正面、开放的方式回应你。你可能想知道，为什么这种沟通方式对你的康复那么重要？这是一个非常好的问题。我们来看瑞克的困境。

MORE   瑞克的困境
....

　　瑞克是一个酒精成瘾者，他最近刚戒酒。他和他的女朋友塔尼亚住在一起。塔尼亚是只在社交时饮酒，偶尔在晚餐时喝点葡萄酒；也喜欢举办派对，在派对上用酒招待客人。有好几次朋友离开后，瑞克因饮酒问题和塔尼亚发生了争执。塔尼亚为瑞克正在康复感到开心，但他们没有谈过在这个过程中塔尼亚可以如何帮助瑞克。

　　塔尼亚还是会在晚餐时喝点葡萄酒。她最近甚至还举办了几次派对，并在瑞克在场时给朋友提供酒水。在最近一次派对上，瑞克忍不住也想喝。但他知道如果酒瘾复发，塔尼亚会很生气。那天他一直坚持到她晚上睡着，但是喝酒的冲动仍然非常强烈。他走进厨房给自己倒了一杯酒，那是那个月的第一杯。结果，那天晚上他连喝了五杯。

瑞克的情况很常见。当你的伴侣或亲密朋友在你身边饮酒或用药时，你很难避开。在本章开头，我们讨论了应摆脱触发物，远离酒精、药物或其他任何和饮酒用药有关的物品。瑞克在这个过程中是消极被动的，在家中，塔尼亚喝酒会对他造成影响，但他对此保持沉默；他需要塔尼亚做出调整，却对此只字不提。这可能有以下几种原因。

· 瑞克不想因他的康复给他的女朋友或其他人增加"负担"。

· 瑞克担心，如果跟他在一起意味着塔尼亚需要调整她的生活方式或限制饮酒，塔尼亚会离开他。

· 瑞克觉得自己"足够强大"，就算身边有酒，也不会复发。

这些想法你是否很熟悉？这种想法往往就是人们在康复中不愿公开表达自己需求的原因。这种思想的根源是，人们认为对别人提出的要求过多就会被拒绝，或者认为自己应该比成瘾本身更"强大"（所以他们不需要别人的帮助，应该自己康复）。这就是我们所说的干扰康复的思想，它们阻碍了你的康复。那么，你要如何扔掉这些思想呢？首先，你需要在它们刚出现时就认出它们。然后，在心里与自己进行对话来应对和改变它们。在瑞克的案例中，一些健康的方法可以帮助瑞克走出那些干扰康复的误区，向塔尼亚求助请她做出一些调整，比如不再在家中存酒。

· 干扰康复的思想：我不想因我的康复问题给女朋友增加负担。

坚定自信的康复心态：尽管请塔尼亚做出一些改变可能会很麻烦，但是瑞克的成瘾对他们的关系造成的麻烦更大，甚至未来可能导致更严重的问题。如果塔尼亚在乎他，就会做出必要的调整来帮助他。她不一定认为是负担，也许她也在等待瑞克提出一些方法。如果不和对方坐下来谈谈，你永远不知道另一个人的感受。

· 干扰康复的想法：如果一定要调整她的生活方式，她可能不想和我继续在一起。

坚定自信的康复心态：希望塔尼亚不要因改变生活方式来支持瑞克康复而感到厌烦，比如她暂时不在家里放酒，举办无酒精派对、在餐厅举办晚宴等。但如果她反对，那她需要了解更多关于成瘾的知识，理解为什么家里有酒会让瑞克难以自控。她可以和瑞克一起去接受咨询，或参加家庭互助会（Al-Anon）学习关于成瘾的知识。无论如何，为了让他们的关系顺利地继续下去，塔尼亚需要进一步了解瑞克的成瘾状况，并确定自己是否愿意支持他康复，明白应该如何做。

· 干扰康复的想法：我应该足够强大，就算旁边有酒，我也不会复发。

坚定自信的康复心态：记住，"要聪明，而不是'强大'"！虽然瑞克认为自己足够强大，可以靠意志力抵抗住酒精的诱惑。但实际情况是，他没那么强大。他对酒精成瘾，而且处于康复的早期阶段。保持康复，就是聪明一点，拿走周围所有的触发物，而不要企图证明他可以在周围有酒时控制自己视而不见。接受这一现实非常重要。

现在你知道要怎么坚定自信地摆脱这些干扰康复的想法了。掌握这种坚定自信的沟通方式，你需要多多练习。以下是一些经验。

– 认真聆听 –

认真聆听有助于加强你和交流对象之间的联系，你们应该敞开心扉，谈论你们的感受、愿望和需求。有语言和非语言两种方式表明你在聆听。以下是一些语言表达技巧。

· 提出问题以透彻理解对方的话。（比如，"为什么？""怎么会？""你能再解释一下那是什么意思吗？"）

· 总结（或用另一种方式重述）你所理解的内容。（比如，"如果我没听错的话，你是不是觉得……"）

· 做出最终回应时，使用"我"句式。这样你就能坦然面对自己的感受，避免责备对方或对对方做出错误的假设。（比如，不要说"你一生气就会触发我，让我想喝酒"，而说"有时我觉得你在生我的气，而我不知道该怎么办。当我觉得你在生我气的时候，我就有喝酒的冲动"。请注意这段坚定而自信的陈述用到了几个"我"，这样别人就不易产生防御心理。）

非语言技巧也可以向他人表明你正在聆听。你可以用肢体语言向他人表明你正在聆听。

· 眼神交流。

· 用面部动作和表情来表达你对谈话内容的兴趣，比如在对方说话时点头和微笑。

· 上身前倾，或调整姿势，以表示你对对方的关注。

· 谈话时远离让你分心的东西，比如手机。

－ 提出你的需求 －

你正在全神贯注地倾听对方说话，此时如果有什么需求，可以以尊重对方的方式提出来。其中一种方法是表达感受，因为感受与你的要求是相关的。例如：

"当……时我感到……，我需要……"

以瑞克为例，我们综合上面提到的方式来表述他的需求。瑞克对塔尼亚坚定自信地说："我在康复方面付出了很多努力，我也了解到我必须做到一些事才能成功康复。你一直非常支持我的康复。因为我相信你，我也知道你希望我变好，所以我要对你说一些很难说出口的事情。当周围有酒时，我就难以抵制诱惑。家里有酒、朋友来参加派对时喝酒，这些对我来说都很难应对，我很想喝上一杯，又担心复发，所以我需要你的帮助和支持，你愿意考虑暂时不在家里存酒吗？"

在这个例子中，瑞克使用了以下坚定自信的沟通中的关键技能。

- 开始沟通时，他先对塔尼亚表达了积极的态度，比如他对她的感激之情（"你一直非常支持我……"）。
- 如上文强调的，他用到了很多"我"句式来表达他在有酒精的环境中可能复发的脆弱感（而没有责备塔尼亚，也没有指责她喝酒就是他被触发的罪魁祸首）。
- 他表达了自己的担忧，也强调了对家里有酒对他的康复可能产生的影响。
- 他直接对塔尼亚提出请求，希望得到她的帮助和支持（"我需要你的帮助和支持，你愿意考虑……"）。

最重要的是，他以非常礼貌和尊重对方的方式表达了所有这些内容。

在你的康复过程中，你可能需要在与瑞克完全不同的情境中和别人确立界限，你可以用到上述坚定自信的表达技巧。

- 告诉你身边亲近的人，不要反复提起他们过去如何因你的成瘾行为而感到受伤或难过。
- 请求你爱的人在你的康复过程中对你保持耐心，尤其是在你的情绪起起伏伏或者需要一些独处时间时。向别人解释为什么他们的一些行为（例如争吵、批评、提及过去）可能会触发你。请求你的家人或朋友尽量减少这种行为。
- 请他们一起去咨询，更深入地了解支持你康复的方法。

练习 4.5   坚定自信的沟通练习

在这个练习中，请列出在你的康复生活中你需要和哪些人设置界限，需要提出哪些要求。你不妨用坚定自信的沟通方式来表达你的需求，最好先写下来。

甲：_____

我需要这个人做什么：_____

我会坚定自信地说：_____

"当_____时，我感到_____，我需要_____。"

乙：_____

我需要这个人做什么：_____

我会坚定自信地这样说：_____

"当_____时，我感到_____，我需要_____。"

向给你酒精和药品的人说"不"

社交场合中的饮酒或用药压力导致三分之一处于康复中的人不小心"滑倒"（Epstein & McCrady 2009）。难以拒绝这种"馈赠"的原因多种多样：可能是面对成瘾物冲动强烈，很难抑制；可能是你不擅长对强势的人说不（有些人就是酒精或药物的"推销者"）。你可能还会担心，要是拒绝了别人，别人会怎么看你。

最重要的是，无论如何你都要记住，康复是你的首要任务。如果你想保持清醒，就要尽快丢掉用饮酒或用药来取悦别人的想法。你要礼貌且坚定地拒绝劝你的人，让他们不再继续向你"推销"或"触发"你。无论是对"推销者"还是对向你递来酒杯或药物的"友好"举动，你都可以说"不"。

- 用严肃的语气说"不"或"不用，谢谢"。立场坚定，表达直接，不要优柔寡断。

- 当你说"不"时，要看着对方的眼睛；否则会显得你的决定没那么坚定，仿佛给对方敞开大门，给他们机会来说服你改变主意。

- 要点别的东西，比如说："不了，谢谢。有苏打水吗？我喝苏打水就好了。"或者，如果提议的活动比较危险，你可以建议一起去做风险没那么高的事情。例如，要是一个朋友建议你去他家喝酒，你可以说，"不了，谢谢。我很饿。你想一起出去吃点东西吗？"

- 转移话题。

- 告知此人不要再继续给你酒或药物了。你可以说，"我戒酒了"或"我戒药了"，并坚定地要求他不要再提及。请记住，此后如果有人还要递给你酒精或药物，那就是对你的不尊重，最好不再与他接触。

- 和自己对话。提醒自己康复的重要性。别人喝酒或用药，你不参加他们可能会失望，但你不应内疚。失望是他们的选择。而你的选择是让自己过上健康的生活，你值得拥有健康的生活。学会自我保护也是康复的内容之一。

如果有朋友、互助对象、咨询师或者亲近的人愿意帮助你，你可以和他一起练习你该怎么回应。这种事迟早会发生，在此之前，做好充分准备，到时就能得心应手。

扩展你的社交圈子

本节中，我们将重点介绍如何建立你的社会支持网络，拥有可以依靠的安全防护网，帮你渡过康复期间痛苦的时刻。

首先，请记住，不同类型的人际关系都可以成为你的安全防护网。你的家人包括孩子、父母和其他亲属，都可以是安全防护网的一部分。自助小组或其他社区组织、专业咨询师、朋友、伴侣也可以成为你的安全防护网人选。在决定你的安全防护网人选时，首先要注意的就是酒精或药物在这个人的生活中扮演什么角色。他是否大量饮酒或用药？是否会在你面前饮酒或用药？是否不在你面前饮酒、用药？理想情况下，你的安全防护网人选应该是那些不会（或很少）喝酒或用药，或能在你面前不沾酒、不碰药的人。

那么，做你的安全防护网的人需要具备什么品质？练习4.6可帮你找出这些品质。

练习4.6 安全防护网成员必备品质

我的安全防护网成员应具有以下品质（标出符合你的期望的所有选项）：

_____ 现阶段不饮酒或不用药

_____ 善于倾听

_____ 了解（或愿意学习）关于成瘾的知识

_____ 尊重我

_____ 不评判我

_____ 值得信任

_____ 善良

_____ 关爱我

_____ 有耐心

_____ 愿意为我腾出时间

_____ 可靠

_____ 真诚

_____ 愿意分享想法、观点、主意

_____ 愿意为我及我的康复保驾护航

安全防护网成员的其他重要品质：

_____

_____

_____

_____

如果目前你没有建立安全防护网，那你的首要任务是扩展支持网络（见练习 4.7）。一旦需要，有更多人可伸出援手，这一点在康复的任何阶段都非常重要。

练习 4.7　扩展安全防护网的方法

你计划尝试哪些新方法来扩展你的安全防护网？在本练习中你将列出这些计划。

列出至少两种可以与老朋友或潜在新朋友建立联系的方式。例如，加入志愿组织、参加课程，或联系一位或多位可以成为你安全防护网成员的老朋友。

_____

_____

_____

_____

列出至少两种加入社区组织的方式。例如，加入一个互助自助小组，如戒酒匿名会（Alcoholics Anonymous, AA）或戒毒匿名会（Narcotics Anonymous, NA）；加入一个兴趣小组或俱乐部；寻求专业咨询师或其他治疗提供者的服务。

_____

_____

_____

_____

列出至少一种可以加深与一名或多名家庭成员（如，伴侣、孩子或其他亲属）关系的方式。例如，多打电话或多见面。

_____

_____

_____

_____

– 互助自助项目简介 –

在所有资源中，互助自助小组应用最广，它可以为你的康复建立社会支持网络。越来越多的研究表明，参加自助小组可以增加社会支持，对成功戒瘾、保持清醒有很大帮助（Kelly et al. 2012）。使用 12 步骤康复模型的自助小组有戒酒匿名会、麻醉药品滥用者互助协会、大麻滥用者互助协会（Marijuana Anonymous，MA）和双重康复互助协会（Dual Recovery Anonymous，帮助有成瘾问题和心理健康问题的患者）。自我管理和康复训练小组（SMART Recovery，SMART 康复小组）适合那些不太适应 12 步骤小组的人。

以下信息和建议可供参考。

- 有些人喜欢 AA 或 12 步骤小组，有些人不喜欢。某类自助小组只适合一些人，但对于那些能够从中获得帮助的人来说，他们收获更多。

- 你不是一定要达到 12 步骤小组提到的所有条件才能获得帮助。请记住，社会支持是有效治疗的核心，所以即使这 12 个步骤本身并不是条条都能帮到你，但与其他正在康复的人建立联系也可起到治疗作用。

- 参加不同的小组。先到各小组去看看。例如，在发言人会议中，组员会向小组的参与者讲述他们的经历，12 步骤学习小组中的组员会对各个步骤进行深入讨论。

- 如果可能的话，寻找一个互助对象，或自愿为小组集会出力（如，在集会前后摆椅子或提供咖啡）。研究表明，以这些方式深入参与的人可以获得更多的长期收益，并能在戒瘾上取得更大的成功（Timko 2006）。

- 如果你不喜欢 12 步骤小组中的某个部分，那么你可以参加自我管理和康复训练，该小组的活动是在认知行为疗法理论指导下进行的。

小结

恭喜你完成了一个信息如此丰富的章节，掌握了这么多新的概念和技能！正如你所学到的，你可以用学到的方式为康复生活打下基础。首先，确保你生活在安全的没有触发物的环境中。然后，做日常决策时用利于康复的心态来思考问题，确保你不会在不知不觉中让自己陷入复发的状态。接下来，你要重新考量你的人际关系，哪些人对你的康复有帮助，那些人不行（你需要调整与后者的沟通方式）。最后，结交新朋友、加入新组织、参加自助小组的集会。还有，不要忘记锻炼！

那么多信息摆在你面前，你是不是有点不知所措？很正常。但请记住，你不用一下子就完成所有这些改变。不妨用自己的节奏和方式去学习每一条技能、做每一个练习。完成下一章的学习后，你将成为一名"自我专家"，了解自己的思维方式如何导致了成瘾复发，并学会改变它们。

第五章

步骤3：成为"自我专家"

现在的你能坦率面对药物或酒精使用给你带来的困扰，改变的动机进一步增强，你还制订了自己的改变计划。完成这些艰巨的任务，真的很不容易！接下来重要的一步，就是要了解你成瘾的自我了。你可能会问："这是什么意思？"回想一下，我们讨论成瘾大脑时谈到了它如何驱使你做出破坏性的行为来维持成瘾。步骤3是增强大脑理性的重要的第一步，你要让理性大脑来做你的"驾驶员"。

要做到这一点，你需要从里到外彻底地了解成瘾的自己。这意味着，你要确切知道能触发你成瘾大脑的方式、时间和原因，以及它如何、何时、为何开始与你理性的、支持康复的大脑争夺对你的控制权。一旦明白了这一点，你就能成为"自我专家"。在本章中，你将学习如何使用认知和行为疗法来认识自己独特的思维和感觉模式，它们与你的成瘾息息相关。

本章教你三种方法来识别导致成瘾行为的情境和思维方式：①识别你的饮酒或用药触发点；②认识非理性思维；③使用自我监控技能。有时你的成瘾大脑会夺取对你的掌控权，让你用非理性的或自我破坏的方式去思考和做事，你越是能够意识到和预测到这种情况，就越能有意识地用理性大脑为自已做出健康的选择。你的理性大脑获得对你行为的掌控权，成瘾大脑也就失去了对你行为的控制权，你在康复的路上就能走得更远。长此以往，你的理性大脑将牢牢掌握大权，到那时，做出健康的选择就不再是一场战斗，而是一种自然的生活方式。在本章和下一章中，你将掌握认知行为疗法的技巧，成为"自我专家"，重获自我控制权。

在这个过程中，你可以看清成瘾是如何一步步控制你的。这样一来，通过不断实践，你就可以反过来控制成瘾。这意味着，你要熟识能激活你成瘾大脑的情境、地点、人物和经历这些触发点。通常，只要碰到一个触发点就可引发一系列的行为，最后当成瘾大脑取得控制权时，这些行为就会引发饮酒或用药行为。事情是这样展开的：

触发点→思维→渴求→饮酒或用药

你对这个顺序眼熟吗？不眼熟也没关系，对于大多数成瘾者来说，这个过程发生之快，他们需要一定时间的练习才能注意到它。这是认知行为疗法中非常重要的一部分。做完本章练习，你将意识到自己是在何时被触发的，以及被触发的感觉是什么。例如，你被触发那一刻，你不一定意识得到自己正在想什么，不一定能注意到那个触发点究竟是什么，也许你只是意识到了一种渴求。如果是这样，那也不失为一个好的开始。

正如你之后会学到的，人们对渴求的感受各不相同。有些人对渴求的感受体现在生理上，而对于另一些人来说，渴求更像是一个思考过程，比如"我需要它"，或者"没有它我无法应对这些感觉"。面对上面这个流程图，你可以清楚地"看见"在"触发点→思维→渴求"这一过程中，你的身体、情绪和认知（指你当时的想法）有什么变化。一旦你意识到了变化，你就可以在内心与自己对话，以应对那些想法、感觉和渴求。

成为"自我专家"的另一个关键，是意识到成瘾大脑为了让你饮酒或用药会对你说些什么。在认知行为疗法中，这些扭曲的或非理性的想法称为预警想法。在本章中，你将了解到成瘾者在被触发时会遇到哪些预警想法。有些是你曾经经历过的，你也可以补充其他想法。下一章中，你将学习如何使用理性的、利于康复的大脑来回应这些想法。

触发点和渴求

康复中大多数人会在某个时刻对饮酒或用药有强烈的渴求。事实上，渴求是定义成瘾这一疾病的症状之一（American Psychiatric Association 2013）。在上次摄入的酒精或药物代谢出你的身体以后，你为什么会产生饮酒或用药的欲望？生理学和心理学都可以对此做出解释。当你对某种物质成瘾时，你的身体便对这种物质定时、定量进入你的体内产生了依赖。当你减少用量或突然停药时，你的成瘾大脑会向你传达冲动，要求你补充这种物质。这是因为，当你的身体试图适应较小剂量时，你的身体和心理会产生戒断反应。你大脑中建立了条件反射的成瘾部分会告诉你，你需要饮酒或用药才能恢复到正常的状态。这就是戒断的循环。

心理上的冲动或渴求也一样会带来影响，有时甚至更强烈。你可能还记得，饮酒或用药的行为是某些线索条件反射的结果。当某些情境、情绪、人或事物与饮酒或用药相联系或"连接"时，这些东西就成为饮酒或用药的触发点。由于触发点和物质使用之间的心理连接非常强大，被触发而不"动"使人产生身心的强烈不适。你经历的这种不适感就是渴求。

研究表明，触发点可分为几种类别（Marlatt and Gordon 1985; Larimer, Palmer, and Marlatt 1999）。在成为"自我专家"的过程中，请思考以下哪些类别可能触发你，在这些情境中你应变得更有自我意识。

- 消极的情绪状态：焦虑、悲伤、无聊、孤独或愤怒时，有些人通过饮酒或用药来"自我疗愈"。

- 人际冲突：你用酒精或药物来应对过人际冲突吗？这是另一类触发点——有些人在与伴侣或家人争吵后喝酒或用药。还有些人被触发是因在工作、学校或家庭中遭到了拒绝或批评。通常是冲突和你对它的情绪反应这二者联手将你置于复发的险境。换句话说，不仅仅是和伴侣吵架这一件事，因吵架而产生的情绪（如愤怒）也会导致复发。一项关于成瘾复发原因的研究显示（Marlatt 1996），超过50%的复发是由人际冲突导致的消极情绪状态引发的。如果人际关系问题是你的触发点，那么你康复中的一项重要工作，就是找到更加健康的方式去处理你翻涌的负面情绪。

- 社交压力：在人人都沉醉其中的社交场合，你是否觉得没办法拒绝饮酒或用药？如果是，你并非特例。这对很多正在尝试戒酒或戒药的人来说都是最具挑战性的。要克服这一挑战，你首先需要了解为什么这种情况你难以应对。对有的人来说，这仅仅是眼前的酒精或药物太诱人了他们难以拒绝。对于另一些人来说，这是过度的自我批判造成的，他们在意的是如果拒绝的话别人会怎么评价他们。这是非常自然的想法，但要康复就要跨过这道障碍。使用酒精或药物的社交压力可以是直接的（例如，某人给你酒或药物），也可以是间接的（例如，你知道周围的人存有药物或者有人在你面前饮酒或用药）。你将在下一章学习如何应对这些社交压力。

- 积极情绪：有的人饮酒和用药只是为了放大良好的感觉，而不是逃避或回避不适感。也许在庆祝活动或心情愉快时你会被触发饮酒或用药的渴望。或者，某些东西让你想起了饮酒或用药曾为你带来的积极情绪或感受，你想重温这种感觉（如放松、兴奋、自信或充满能量的感觉）。此时，你就要找到其他快乐的经历或活动来唤起积极的情绪。另外还应更仔细地思考饮酒或用药给你带来的所有影响。在下一章，你将学习怎样对这些影响进行全面思考。

练习5.1 识别触发点

下面列出了几个触发点。请在你的触发点前的横线上打钩，在你反复经历的触发点前的横线上标注星号。你会注意到我们将触发点分成内部触发点与外部触发点两种。请记住，内部触发点就是你的内在情绪。外部触发点是外界的线索，例如与你的饮酒或用药行为建立起联系的地点、人物或某种情境。

内部触发点

_____ 抑郁情绪

_____ 孤独感

_____ 幸福感

_____ 兴奋感

_____ 压力

_____ 烦躁

_____ 焦头烂额

_____ 嫉妒

_____ 焦虑

_____ 无聊

_____ 愤怒

_____ 被拒绝

_____ 沮丧

_____ 愧疚感或耻辱感

_____ 能量耗尽

_____ 戒断症状

其他内部触发点：

_____

_____

_____

_____

_____

外部触发点

在这个练习中，我们重点关注四种类型的外部触发点：人物、地点、情境或活动、物品。在你经历过的触发点前的横线上打钩，在你反复经历的触发点前的横线上标星号。

人物

_____ 朋友

_____ 配偶或其他重要的人

_____ 家庭成员

_____ 同事或老板

他们是_____

_____

地点

_____ 酒吧或夜店

_____ 朋友家

它们是_____

_____

_____ 音乐会

_____ 学校或工作单位

_____ 社区或高速公路出口

其他触发我的地方：_____

_____

情境或活动

_____ 派对（或结识新朋友的聚会）

_____ 节日或其他特别的日子

_____ 独自在家时

_____ 出去吃饭时

_____ 约会前或约会中

_____ 早上醒来时

_____ 下班或放学后

触发我的其他情境或活动：_____

_____

物品

_____ 藏在家里的酒或药物

_____ 饮酒或用药的相关用品（如，你最喜欢的白酒杯或红酒杯、烟枪、

卷烟纸、烟斗或其他你上瘾时的常用物品）

其他触发我的物品：_____

_____

思维在复发时扮演的角色

既然现在你知道了自己的触发点，那么是时候采取行动了——揭示那些导致你饮酒或用药的想法。请记住，导致复发的一般顺序是：触发点→思维→渴求→饮酒或用药。在接下来的练习中，你要在触发点和具体的想法之间建立联系。

我们的想法和我们的情绪、行为都是直接关联的。我们的想法有些理性，有些不理性。成瘾者那些关于饮酒或用药的不理性想法大部分来自大脑的成瘾部分。注意你的想法并且理解它们，因为当我们遇到一个触发点或一个突发情况时，我们当时的想法决定了我们会采取什么应对策略（Marlatt and Gordon 1985）。让我们来看斯科特的例子。

MORE
被触发的斯科特

斯科特是一名软件工程师，他酒精成瘾。但他已有两个月滴酒未沾，康复得不错。有一天他的老板要见他。斯科特的老板说，与他合作的一位客户投诉他的新软件出了问题，而他处理得非常慢，并且客户指出这个问题时，斯科特在邮件回复中也欠礼貌。斯科特的老板向上级报告了此事，并警告斯科特，要提高工作效率，改善对客户服务的态度，才能达到要求。

这是一个人际关系的触发情境。斯科特觉得老板在贬低他，让他在个人层面和专业层面都感到自己不够好。理想情况下，斯科特会以一些积极的应对技巧处理这一事件，为老板的这种反馈给自己带来的情绪找到一个健康的出口。比如他可以尝试与投诉他的客户一起解决问题，积极与老板沟通提出建设性方法以提高工作效率。但斯科特是否采取这些行动取决于他对当下情境和对自己的想法。让我们来看看斯科特与老板谈话后产生的一些想法。

- 他对我真挑剔。这不公平！
- 我对那个客户的处理没有任何问题。真希望我不再与他打交道。
- 我做什么都做不好。
- 我一无是处，干什么事都成不了。我知道，总有一天我会被解雇的。
- 我的老板可能就是不喜欢我。没人喜欢我。
- 如果能喝一杯，我就能冷静下来了。

斯科特陷入了一种负面的、非理性的思维循环之中。你审视他的想法你可能会注意到，斯科特没有从情境中抽身去思考老板对他的反馈是否具有建设性，或者去思考是否有办法解决当下的问题。相反，他的非理性想法占了上风，他很快将原因都归结为他个人不够好。他似乎对这种情境中任何拒绝或消极的信息都过于敏感。他觉得自己很失败，是一个无法被人喜欢、不可能成功的人，他甚至觉得自己早晚会被开除——从他非理性的视角看，产生这些想法就不足为奇了。

斯科特并不是特例。很多人（无论是成瘾者还是非成瘾者）面对这种不愉快的经历，都可能一下就陷入这种不合理的解读方式和反应模式。只有认识到这种情况，才能阻止自己"坠入其中"。毕竟，这是非理性的！如果你不幸坠入其中，那么你接下来的行为也不可能合理。在这些想法产生之初就把它们揪出来，你就可以改变思考的方向，理性思考，用积极的应对策略来引导自己远离复发。为了搞清楚不合理的思维模式有哪些，让我们对这个过程做进一步分解。

把不合理想法揪出来！

显然，不合理或非理性的思维更容易导致复发。就像斯科特的不合理思维一样，有些与饮酒或用药直接相关，有些则不然。值得注意的是，即使是与饮酒或用药不直接相关的想法也可能导致复发。斯科特消极的、非理性的想法触发了消极情绪——他认为自己毫无价值。

你有没有遇到不开心的事想要喝酒或用药的经历？其实让你产生饮酒或用药欲望的不仅仅是那个令你不爽的事件或情境，事情发生过程中或事后你产生的那些想法和情绪也起了很大的作用。回想一下最近一次不开心的事件。当时你有哪些想法？接下来你有很多机会来回忆。

对一些人来说，丢掉非理性思维最难的地方就是在它们产生之初就发现它们。这是因为大多数非理性的思维模式会不断重复，最后形成自动化模式。一旦形成自动化模式，我们就注意不到它们。"自我专家"能在想法一冒头就"揪出"它们。让我们来看以下一些常见的非理性思维。

– 预警想法 –

由于预警想法与饮酒或用药直接相关，"揪出"它们会比"揪出"其他让你复发的想法简单些。那些你告诉自己的饮酒或用药会增加复发可能性的想法，就是预警想法。在认知行为疗法中，预警想法有时又称为"复发合理化"想法。

在上面的例子中，斯科特的预警想法是，"如果能喝一杯，我就能冷静下来了"。这些为你在康复期间饮酒或用药辩解的想法源自你的成瘾大脑。当你发现自己有"发放许可证"的想法时，你就必须运用新的应对技巧让理性大脑占据主导。步骤4到步骤7为你提供了这些新技巧。现在，你的任务是在这些想法出现的时候注意到它们（见练习5.2）。

练习 5.2 识别预警想法

以下是一些常见的预警想法（Brown et al. 2006）。在所有你曾经有过的想法前打钩，并写出你经历过还没有列出的想法。

_____ 我必须……（比如，我必须喝一杯）

_____ 别人不需要知道。

_____ 如果……也没那么严重（比如，如果我用药了，也没那么严重）。

_____ 我可以控制自己。

_____ 我就喝一杯。

_____ 今天过得真糟糕，我不妨来一点（酒精或药物）。

_____ 是我应得的（比如，这一杯是我应得的）。

_____ 今天情况特殊！明天再开始吧。

我有过的其他预警想法：_____。

_____

- 思维中的错误 -

你处理预警想法的能力有所提高，现在是时候来认识一下思维中其他的常见错误了。在下列六种非理性想法中，你对哪些最有感触？请记住，不是所有人都有以下非理性想法；如果其中有一些你并不熟悉，那就不需要举例了。

（1）非黑即白思维。

当你用非黑即白的思维看待事物时，它要么完全是好的，要么完全是坏的。在喝酒之前，斯科特就陷入了一系列非黑即白的思考中。他老板批评他，他认为自己在工作中完全没有价值，是个失败者——"我一无是处，干什么事都成不了"。当你的想法中包含"没有任何事"和"永远不会"这类词语时，你肯定陷入了非黑即白的思维中。如果你是一个完美主义者，那你就更容易陷入这种思维，像斯科特一样，一个错误会让你否定自己做过的一切。让我们通过一个例子来看看非黑即白的思维是如何引出预警想法的吧。

非黑即白的想法	预警想法
反正我搞砸了工作中的一切。	不妨去喝酒算了。

写下你的非黑即白想法，以及你的预警想法。

我曾经有过的非黑即白的想法：＿＿＿＿＿＿＿＿＿＿＿＿＿＿＿

＿＿＿＿＿＿＿＿＿＿＿＿＿＿＿＿＿＿＿＿＿＿＿＿＿＿＿＿＿＿

＿＿＿＿＿＿＿＿＿＿＿＿＿＿＿＿＿＿＿＿＿＿＿＿＿＿＿＿＿＿

＿＿＿＿＿＿＿＿＿＿＿＿＿＿＿＿＿＿＿＿＿＿＿＿＿＿＿＿＿＿

预警想法：＿＿＿＿＿＿＿＿＿＿＿＿＿＿＿＿＿＿＿＿＿＿＿＿＿

＿＿＿＿＿＿＿＿＿＿＿＿＿＿＿＿＿＿＿＿＿＿＿＿＿＿＿＿＿＿

（2）给好事打折。

想象你自己戴着一副眼镜，只不过眼镜的镜片换成了屏障。你对经历、情境以及他人与你相处方式的理解，都会被眼前这个屏障过滤一遍。屏障拦截下所有来自外部体验的积极想法，只把消极想法传递给你。即使有好事发生也是如此。例如，就算斯科特的老板对他的工作提出了表扬，但如果斯科特"给好事打折"，那他仍然会产生以下类似想法："他并不是真的想表扬我，他替我难过，因为我老是把事情搞砸。他这么说就是可怜我。"老板的赞扬可以从很多积极的方面去理解，但斯科特给好事打了折，把这些理解都抛在了一边。请看下表。

给好事打折	预警想法
我的老板只是出于怜悯才对我说了些好听的话。	我真可悲。喝酒也无所谓，我已经没什么可以失去的了。

现在写出一个或几个你有过的"给好事打折"的想法。然后，写下它们可能引出的预警想法。

给好事打折的想法：＿＿＿＿＿＿＿＿＿＿＿＿＿＿＿＿＿＿

＿＿＿＿＿＿＿＿＿＿＿＿＿＿＿＿＿＿＿＿＿＿＿＿＿＿＿＿

＿＿＿＿＿＿＿＿＿＿＿＿＿＿＿＿＿＿＿＿＿＿＿＿＿＿＿＿

预警想法：＿＿＿＿＿＿＿＿＿＿＿＿＿＿＿＿＿＿＿＿＿＿＿

＿＿＿＿＿＿＿＿＿＿＿＿＿＿＿＿＿＿＿＿＿＿＿＿＿＿＿＿

＿＿＿＿＿＿＿＿＿＿＿＿＿＿＿＿＿＿＿＿＿＿＿＿＿＿＿＿

（3）妄下结论。

如果你有妄下结论的习惯，你要么是在"读心"（mind reading），要么是在"算命"（fortune telling）。如果你经常"读心"，你会觉得别人对你的所作所为都反映了他们对你的消极看法。并且在做解读时，你很少参考事实，甚至根本不顾事实。例如，你去见一个朋友，她今天不是很健谈，你不会想她可能今天过得很糟糕，或者有什么心事，而是觉得她不跟自己说话是因为她不喜欢自己。这就是妄下结论。

如果你有"算命"的习惯，那么你预测的事情总会向坏的方向发展。你认为前方总有阴霾和厄运等着你，那是你无法逃避的命运。老板给了斯科特一些负面反馈以后，斯科特就开始"算命"了：他预测自己会被解雇，即使他的老板并没有表达要解雇他的意思。尽管老板向上级报告对斯科特来说肯定不是什么好消息，但这也不一定意味着他会被解雇。一旦开始"算命"，你就直奔最糟糕而去，而不考虑其他可能性。

让我们用几个例子来说明妄下结论是怎样导致预警想法的。你会注意到，在下面的第一个例子中，预警想法是由人际冲突引发的，没准儿你想通过饮酒或用药来报复那些伤害你的人。这种思考模式需要特别注意。请在下面的练习中写下一个例子。从步骤4到步骤7，你将学习如何以更健康的方式应对人际冲突。

妄下结论	预警想法
我哥对我不理不睬是因为他觉得我不如他。（"读心"）	我要让他看看！如果他继续这样对我，我就去喝个烂醉。
我运气一向不好，治疗对我也不会起作用的。（"算命"）	我永远也没法戒断药物保持清醒了。根本没有必要去尝试。

请写下一个或几个你妄下结论的例子，以及你的预警想法。

我曾通过这种方式妄下结论（"读心"或"算命"）：＿＿＿＿＿＿＿

＿＿＿＿＿＿＿＿＿＿＿＿＿＿＿＿＿＿＿＿＿＿＿＿＿＿

＿＿＿＿＿＿＿＿＿＿＿＿＿＿＿＿＿＿＿＿＿＿＿＿＿＿

＿＿＿＿＿＿＿＿＿＿＿＿＿＿＿＿＿＿＿＿＿＿＿＿＿＿

预警想法：＿＿＿＿＿＿＿＿＿＿＿＿＿＿＿＿＿＿＿＿＿＿

＿＿＿＿＿＿＿＿＿＿＿＿＿＿＿＿＿＿＿＿＿＿＿＿＿＿

（4）太把感受当真。

太把感受当真是指你会把感受当成现实。即便你的感受是真实的，但如果你太把它们当真，它们也可能让你得出不真实的结论。例如，如果你抑郁了，你可能会得出这样的结论：没有任何东西能再让我感到快乐。虽然抑郁情绪是真实的，但是做一些有趣的事情就有可能摆脱那种情绪。

再举一个例子。斯科特的老板告诉他工作中有一些需要改进的地方，斯科特闻言觉得自己的工作一无是处。即使他有这样的感受也并不意味着他真的毫无价值。当感受强烈来袭时，你很难把感受和现实区分开来。你正在经历某种感觉，并不意味着你在现实中真的是这个样子。让我们来看一个"太把感受当真"的例子。

太把感受当真	预警想法
我感到很绝望，我的生活也一定毫无希望。	事情永远也不会有转机了。如果我用药，至少就不用再去痛苦地感受我的绝望了。

请写下你"太把感受当真"的经历，以及你的预警想法。

我"太把感受当真"的例子：＿＿＿＿＿＿＿＿＿＿＿＿＿

＿＿＿＿＿＿＿＿＿＿＿＿＿＿＿＿＿＿＿＿＿＿＿＿＿＿＿

＿＿＿＿＿＿＿＿＿＿＿＿＿＿＿＿＿＿＿＿＿＿＿＿＿＿＿

预警想法：＿＿＿＿＿＿＿＿＿＿＿＿＿＿＿＿＿＿＿＿＿＿

＿＿＿＿＿＿＿＿＿＿＿＿＿＿＿＿＿＿＿＿＿＿＿＿＿＿＿

＿＿＿＿＿＿＿＿＿＿＿＿＿＿＿＿＿＿＿＿＿＿＿＿＿＿＿

（5）自我责备。

如果你对自己很严厉，你的心中总有自我批评的声音，那么你可能对下面这种错误思维有感触。你甚至会因你无法控制的事情而责备自己。你的成瘾就是一个很好的例子。你有没有因成瘾责备过自己？请记住，即使你在与成瘾的斗争中做出过糟糕的选择，成瘾本身也不是你的选择，更不是你的过错。你患上了脑部疾病，并且正在努力战胜它，努力让你的理性思维重掌大权。让我们看一个例子，了解自我责备是怎样导致预警想法的。

自我责备的想法	预警想法
喝酒太多都是我的错。	我毁了我的生活；就算继续喝酒，我也没什么可以失去的了。

请写下你经历过的自我责备思维，以及你的预警想法。

自我责备的想法：＿＿＿＿＿＿＿＿＿＿＿＿＿＿＿

＿＿＿＿＿＿＿＿＿＿＿＿＿＿＿＿＿＿＿＿＿＿＿

＿＿＿＿＿＿＿＿＿＿＿＿＿＿＿＿＿＿＿＿＿＿＿

预警想法：＿＿＿＿＿＿＿＿＿＿＿＿＿＿＿＿＿

＿＿＿＿＿＿＿＿＿＿＿＿＿＿＿＿＿＿＿＿＿＿＿

＿＿＿＿＿＿＿＿＿＿＿＿＿＿＿＿＿＿＿＿＿＿＿

＿＿＿＿＿＿＿＿＿＿＿＿＿＿＿＿＿＿＿＿＿＿＿

（6）给自己贴标签。

给自己贴标签和"太把感受当真"有一定的联系。"我觉得……，所以我肯定就是……"你用自己的感受或用自己犯过的错来给自己贴标签。例如，你感到抑郁，你会认为，"我就是一个抑郁的人，我把别人都搞抑郁了"。这就是给自己贴抑郁标签，而不把自己当成只是一个"刚好正在经历抑郁情绪"的人。再举一个例子：如果你犯了一个错误，你可能会给自己贴上"失败者"的标签，而不认为自己是一个"碰巧犯了错误"的人。让我们来看一个给自己贴标签的例子。

给自己贴标签	预警想法
我复发了，我就知道我会复发。我就是一个不可救药的瘾君子，永远都是。	像我这样无可救药的瘾君子，永远也不可能戒彻底。我只能成为又一个糟糕的统计数据。远离药物的尝试根本就毫无意义。

现在写下你"给自己贴标签"的经历，以及你的预警想法。

贴标签想法：＿＿＿＿＿＿＿＿＿＿＿＿＿＿＿＿＿＿＿＿

＿＿＿＿＿＿＿＿＿＿＿＿＿＿＿＿＿＿＿＿＿＿＿＿＿＿＿＿＿

＿＿＿＿＿＿＿＿＿＿＿＿＿＿＿＿＿＿＿＿＿＿＿＿＿＿＿＿＿

预警想法：＿＿＿＿＿＿＿＿＿＿＿＿＿＿＿＿＿＿＿＿＿＿

＿＿＿＿＿＿＿＿＿＿＿＿＿＿＿＿＿＿＿＿＿＿＿＿＿＿＿＿＿

＿＿＿＿＿＿＿＿＿＿＿＿＿＿＿＿＿＿＿＿＿＿＿＿＿＿＿＿＿

失误螺旋

如果你像大多数受困于成瘾的人一样，你大概也多次尝试减少或停止饮酒或用药。想一想自己上一次尝试失败的经历。其实，几天、几周、几个月停用后，你又一次拿起酒杯或药物，这并不算复发。一段时间不用后的第一次饮酒或用药，称为一次"滑倒"或失误。你可能不知道，失误后你对这件事的评价才起决定作用。

研究表明，失误后，人们更倾向于以一种让自己走向复发而非康复的方式思考（Marlatt and Gordon 1985）。虽然失误确实会使你面临复发的风险，但复发并非不可避免。你对结果的控制权比你以为的更大。为了防止失误转变为全面复发，你要避免犯一种叫作"失误螺旋"的错误。若你认为这次失误是以下两种情况导致的，你就进入了失误螺旋。

①你认为失误是你个人的失败造成的。将失误归为个人失败的人往往会

感到内疚或羞愧，为了屏蔽这种感受你又会喝更多的酒或用更多的药。

②你认为失误是由你完全无法控制的事情造成的。认为自己无法控制成瘾或成瘾行为的人往往会放弃戒瘾的尝试。

如果你经历过失误螺旋，以下是你可能产生过的一些想法。

· 一次失误就足以表明我完全失败了。

· 我现在把一切都搞砸了！不妨继续喝酒（或者用药）算了。

· 我没希望了。

· 一朝为醉鬼（瘾君子），永世为醉鬼（瘾君子）。

· 我永远不会恢复正常了。

· 既然搞砸了，干脆破罐子破摔！

· 我完全没有意志力……我已经完全失控了。

· 我就是对这些东西上瘾了。永远也改不了！

你还有过其他类似的想法吗？如果你能想到任何未列出的想法，请在空白处将它们写下来。

_____

_____

_____

当然，最好的情况是，你能漂亮地一次性搞定，永远不"滑倒"、不失误。但事实是，成瘾者的复发率与其他慢性病患者的复发率相似，如糖尿病、高血压和哮喘，接受治疗的患者中40％至60％都会复发（McLellan 2000）。因此，一次失误或复发并不意味着治疗失败。在认知行为疗法中，失误或复发意味着成瘾者需要更多的治疗时间，或者应考虑调整治疗方法，比如引入不同的治疗技术，引入或调整药物治疗，或改变治疗模式（如，从每周一次的治疗改为多次）。

对付失误螺旋的方法其实很简单——你只需要改变你对"失误"的看法即可。不要将它解读为失败的标志或进入复发或失控的恶性循环的开始；相反，你可以这样想，你只是没能很好地应对触发这次失误的情境。这样你便将失误看作一次学习的机会。如果你能就此和你的咨询师或治疗师谈谈，并完成下一章（步骤 4：应对认知偏差）中的练习，你便可以在错误中学习，找到更积极的方法来应对类似情况。

渴求

你了解了从触发点到饮酒用药的发展过程，明白了自己的触发点，以及被触发后的想法。接下来，我们来了解一下渴求，这是决定饮酒或用药的最后一步。若你把整个过程分段，有意识地识别自己的触发点、想法、渴求，那么饮酒、用药就不一定会自动发生了。理性大脑会做出决定。

成为"自我专家"的核心是注意自己在渴求状态时的感觉、想法和情绪。打败渴求的第一步，就是要了解渴求的所有特征，并分析你的体验过程。在练习 5.3 中，你将看到渴求是如何作用于身体和心理的。

练习 5.3 回顾渴求的体验过程

回顾上一个渴求强烈的时刻。渴求对你身体的哪一部分有影响？在下列能描述你体验的身体部位或感觉前打钩。

_____ 胸部（紧绷或其他感觉）

_____ 肚子

_____ 下巴

_____ 脖子

_____ 肩膀

_____ 心脏（心跳加速）

_____ 鼻子（感觉你可以闻到你渴求的东西）

其他区域或感觉：_____

_____

_____

请回忆：渴求来临时你体验到了什么情绪？空白处添加上没有列出的情绪。

_____ 焦虑

_____ 兴奋

_____ 期待

_____ 烦躁

_____ 易怒

我喝酒或"嗨"了的时候感受到的其他情绪：_____

_____

_____

最后，让我们来明确你体验中的认知部分（想法）。下面列出了伴随渴求出现的一些想法。请在你曾察觉到的想法前打钩。

_____ 我需要它。

_____ 我必须……（比如，我必须喝一杯）。

_____ 如果我不喝酒、用药，我会疯的。

_____ 我不能忍受……（我不能忍受生病，不能忍受戒断症状，或不能忍受这种感觉）。

_____ 我没办法摆脱这种渴求。

其他想法：_____

_____

_____

_____

在下一章中，你将学习一套全新的应对渴求的技巧。现在你要做的就是注意伴随渴求出现的一切。

认知行为疗法中的自我监控技能

自我监控技能是认知行为疗法中的重要技能之一，也是成为"自我专家"过程中的核心步骤。学会自我监控可以帮助你理解成瘾背后的心理学原理。通过监控自己每天的体验，你可以了解自己的实时想法和情绪，以及与之相关的行为。我们大多数人不习惯"思考自己在想什么"即"元认知技能"（Dobson 2013）。因此，自我监控一开始可能有点困难。我们脑中的想法经常来得非常快，以至于我们无法立刻注意到。大量练习后，你的自我意识会增强，并逐渐掌握一整套认知行为疗法技能，改变自己的思维方式和行为模式。

练习 5.4 是渴求自我监控表。这个表格可帮你明确自己的触发点、想法、情绪和渴求的强度。第一列记录日期、时间和被触发时的情境。例如，你是否感受到了某种内部触发点（如与伴侣争吵后感到的抑郁情绪）或外部触发点（如聚会上别人在你面前饮酒或用药）。第二列和第三列分别记录被触发时脑海中浮现的想法以及与想法相关的感受。第四列，用 0 到 10 分评价你的渴求强度，0 表示根本没有渴求，5 为平均数字（意味着你有一些渴求，但渴求并不持久或并不难应对），10 意味着最强烈的、持续的渴求。

练习 5.4　渴求自我监控表

日期、时间和触发情境	想法	感受	渴求强度（0～10）

　　请复制这个表格，每日填写，实时填写，准确记录自己的想法和渴求的强度。通过定期自我监控，你一定能找到你以前没有意识到的会引发渴求的触发点和思维模式。关注成瘾相关体验，是你成为"自我专家"的前提。

小结

　　恭喜！你又完成了一系列高强度的练习，在改变成瘾行为的道路上你又往前迈进了一大步。现在你对自己的触发点、想法、渴求都有了深入的了解，你已学会用新的回应方式来对付那些曾经引你饮酒或用药的线索了。请记住，一定要定期填写自我监控表格，完成本章中的所有练习。从下一章开始，你将学习应对触发点、想法和渴求的新技能。

第六章

步骤4：应对认知偏差

你在上一章研究了自己的触发点、触发点引发的"预警想法"、思维错误，以及触发点转换为渴求或冲动的过程。现在是时候学习一整套应对技巧了，它们将帮助你在不要酒精或药物也能克制那些冲动。

正如其名，认知行为疗法既包含认知技能也包含行为技能。因此，针对酒精或药物诱惑，你有两套治疗策略可以选择。在本章中，你将学习如何使用这两套策略。在练习的过程中，你要留心观察哪些技能对你帮助最大，哪些收效甚微。从本章开始，你可以根据这些经验来建立属于你自己的复发预防计划。

"智取"成瘾大脑

前面我们介绍了你的成瘾大脑，也介绍了本书练习如何帮助你强化你的理性大脑去"打败"成瘾大脑。这就是认知行为疗法中的认知部分。你在上一章中识别出预警想法，明白它是成瘾大脑的副产品。正是这些想法为复发辩解，企图满足那些让你感到不适的冲动。通过练习，你可以挑战并战胜这些想法，打败大脑中较低级的、成瘾的脑区，让理性的心态占上风，摆脱那些总是阻碍你实现康复目标的想法了。

– 思维挑战 –

在"智取"成瘾大脑的过程中，你将掌握的最强大的一项技能就是思维挑战，它可以将非理性思维转变为平衡的、现实的思维。你将学会用一种科学的方法纠正那些引诱你去做自我伤害行为（如饮酒或用药）的想法。

这些技能不仅可以用于戒瘾，也可以用于解决其他由非理性思维导致的问题（如抑郁情绪、焦虑情绪及其他情绪问题）。你将学习用科学且现实的态度来理解和改变你的行为。你可能想问：这究竟是什么意思？我要怎样做才能保持科学的态度？实际上，它并不像听起来那么复杂。想实现这一目标，你可以用以下几种方法来注意并回应你的想法。

首先，你需要观察自己，对自己的过往经历进行观察，监控自己的想法和渴求，并识别思维中的错误。

其次，你需要不断质疑自己的想法——尤其是与饮酒或用药相关的想法。思维挑战的过程就是要询问自己是否能证明你的想法是真实的。

最后，经过质疑，你找到了更理性的、有证据支持的想法。这些新想法将帮助你完成康复计划。

将思维挑战的过程付诸行动之前应先搭建一个框架。我们用几个例子来说明。

MORE
被触发的斯科特

斯科特有一股强烈的冲动，他想喝一杯葡萄酒。若渴求程度用 0 到 10 分来表示，他给自己的渴求程度评为 7 分。他思考了一下，意识到这是因为他现在正和以前喝酒的朋友在一起聚会。

斯科特用以下几个步骤来进行思维挑战，我们把这几个步骤叫作 3T 法：识别触发情境（Triggering situation）、识别与饮酒或用药有关的预警想法（Red flag thoughts）、对你的想法进行审视（Thought on trial）。

触发情境：和酒友一起聚会。

预警想法：我只喝一杯的话，没什么大不了的。我可以控制自己。

想法审视：检查证据对想法进行审视。弄清楚自己到底是在被成瘾大脑控制，还是那些想法是理性的。

下面列出了斯科特询问自己的问题及答案。

检查证据时的问题	事实
喝一杯没关系吗？	没关系。喝一杯并无大碍。
喝完一杯后，我可以控制自己让自己停下来吗？	我都不记得上一次喝了一杯就停下来是什么时候的事了。我大概率是做不到。

结果：斯科特用 3T 法挑战了自己的想法，他需要正视结果，并根据结果来采取行动。在这个例子中，斯科特从思维挑战的结果中看到，"只喝一杯"这个想法是不理智的。尽管喝一杯对于大多数人来说都无害，但当他诚实地反思自己过去的行为模式时，他认识到并没有证据表明他可以按照自己希望的方式去控制饮酒。即使他只喝一杯，但用不了多久，这一杯很可能就会把他领回酗酒的老路上。"只喝一杯"这种想法就是

成瘾大脑为了满足喝酒欲望而产生的。

回应：斯科特产生了一个非理性想法。饮酒也好，别的事也好，我们都会经历一些非理性想法。接下来的问题是，你要怎么回应它。当然是把你的想法带回正轨，让它向康复的目标看齐——当然，还要视现实情况而定！斯科特这样告诉自己：

"对我来说，喝一杯是个大问题。过去，这种思维方式曾害我复发。"

"有大量过往证据表明，我喝了一杯后就再也停不下来了，一旦我端起酒杯，我就控制不了自己。"

被触发的露西

可卡因的冲动太强烈了。若渴望程度用 0 到 10 分来表示，露西对自己的渴求程度评分为 8。她思考了一下，意识到是抑郁让她没精神，她希望有一股力量把她"提"起来。

露西用 3T 法来进行思维挑战。

触发情境：感到抑郁，没精神。

预警想法：可卡因是唯一能让我感觉好一点的东西。它让我有精力做事。

想法审视：检查证据来审视自己的想法。

检查证据时的问题	事实
可卡因能让我感觉好一点吗？	一开始的时候，它可以。一旦失效我会更加抑郁。
可卡因是唯一能让我感觉好一点的东西吗？	可能不是。有别的健康方式也可以让我感觉好一点，如与他人交流、锻炼，或做一些有趣的事情。
可卡因能让我有精力做完手头的事吗？	一开始能，我可以提起精神去做一些事。然而，我"嗨"的时候只能做那么几件。那股劲儿过去后，一连好几天什么也做不了。

结论：露西用 3T 法挑战了自己的想法，她明白那些关于使用可卡因来提神做事的想法是非理智的。尽管表面来看使用可卡因确实可以让她在短时间内改善情绪，获得一些额外的能量，但当她更全面、诚实地审视证据时，她意识到，用药给未来几天带来的负面影响比它带来的全部积极影响要大得多。

回应：为了回到利于康复的思维，露西这样对自己说：

"可卡因不会改善我的抑郁情绪，只会让它更严重。即便用药会让我在短时间内感觉不错，药效一过，我会更加沮丧。"

"有大量证据表明，用了可卡因我一连几天什么也做不了。"

"用药会让我在短期内感到更有精神，但这并不意味着我能做完很多事。"

被触发的布莱恩
···

布莱恩渴求大麻。若渴求程度用 0 到 10 分来表示，他给自己的渴求程度评分为 7。经过反思，他意识到他对独自一人去参加聚会感到紧张，他想抽点大麻来减少焦虑感。

布莱恩用 3T 法进行了思维挑战。

触发情境：独自一人去参加聚会，感到社交焦虑。

预警想法：如果我"嗨"了，就不会感到那么难为情，我也不会因跟别人交流而犯难。

想法审视：检查证据来审视自己的想法，看看大麻会不会帮我在聚会中与人打交道更自如。

检查证据时的问题	事实
大麻会降低焦虑让我更自在吗？	一开始会。但药效一过，情绪低落，之后还有一两天的时间感觉不适。
"嗨"能帮我在聚会时表现得更好吗？	不完全能。我虽不会感到那么尴尬，那么难以忍受，但通常我"嗨"的时候，还是跟人有距离感，我不能跟陌生人很好地交流。
在这种情况下使用大麻是否值得？	它在短时间内让我感到自在一些，但是我可能不会在聚会上积极交往。而且考虑到它会对我的情绪、体力造成后续影响，我觉得不值得。

结果：现在，布莱恩用 3T 法挑战了"用大麻来应对焦虑"的想法。权衡再三，他明白，这种想法是非理性的。尽管表面上"嗨"确实可以帮他降低社交焦虑，但经过对证据的审视，他得出结论：抽大麻弊大于利。他向自己发问为这次思维挑战练习画上了句号："在这种情况

下使用大麻是否值得？"当你的思维挑战结果并不那么清晰时，你可以通过问自己这个问题来做最后的决定。在布莱恩的案例中，使用大麻在一定程度上对他有点帮助，这种情况下，权衡利弊可以帮你做出理性的决定。

回应：为了更理性地权衡他的决定，布莱恩这样告诉自己：

"'嗨'让我在社交场合的表现有点古怪，有点疏离。即使我可能不会感到那么尴尬，但我也不会真的在聚会上和别人有什么交流。如果我一定要'嗨'了才能迫使自己去参加这个聚会，那我就没必要去了。"

"有大量证据表明，使用大麻会给我带来消极影响，让我一连几天无法正常做事情。"

"大麻让我仅在聚会上不那么尴尬，并不意味着使用大麻是值得的。"

小心假象！

你可能注意到了，在布莱恩和露西的例子里，他们被假象吸引。这意味着，有些饮酒或用药的短期好处会诱使你"滑倒"或复发。这些短期好处令人迷惑，用药会让你在一开始感觉不错，在短期内缓解焦虑，的确对你有一些"积极"作用，否则你也不会陷入越用越多的状态！

关键是要在"你为什么要戒瘾"的大背景下来考虑那些"积极"作用。是的，在某些情境中，你一开始确实感觉不错，但接下来会发生什么？是什么让你拿起这本书？思想挑战的目标之一便是让你在将要被说服去饮酒或用药时，能有意识地挑战自己的这些想法。

你可以用练习 6.1 来揭示那些曾经诱使你去饮酒或用药的思维模式。以后若不幸"滑倒"或复发，这个练习可以帮助你（和你的治疗人员）了解你的复发是如何发生的，以及你可以做出哪些改变。

练习 6.1　思维挑战练习表

用 3T 法来挑战预警想法背后的证据。

触发情境：_____

_____

预警想法：_____

_____

想法审视：_____

_____

想法正确的证据：_____

_____

想法是假象或不正确的证据：_____

回应：（你要告诉自己什么才是有利于康复的思维方式）

_____

_____

_____

_____

_____

_____

应对常见的思维错误

在第五章中，我们分析了导致预警想法的几种不同类型的思维错误。之后我们要用思维挑战练习表中的思维错误来继续进行思维挑战。请先阅读下表列出的建议，这些建议可帮你回应最常见的思维错误。请记住，一旦发现自己有以下思维错误，你首先要做的便是就这件事和自己对话，让自己意识到它（如：等一下，我又开始出现非黑即白的思维了……）。请用3T法和下表右侧"回应"栏中的内容来应对。

思维错误	预警想法	回应
非黑即白思维	反正我都搞砸了，不如喝酒算了。	我并没有搞砸所有的事情。每个人都会犯这样那样的错误。喝酒解决不了问题，只会让事情更糟。
给好事打折	老板对我说那些好听的话都是他同情我。我很可悲。喝酒就喝酒吧，反正我也没有什么好失去的了。	我的确在工作中犯了这个错误，但这并不意味着老板表扬我的话不是真的。要是喝酒的话，我会失去很多东西，给我的工作带来更大麻烦。这正是我决定康复的原因。
妄下结论	我运气一向不好，治疗对我起不了作用。我永远也没法远离药物保持清醒了，根本没有必要去尝试。	除非我去尝试并找到证据，不然我永远也不可能知道治疗是否能帮到我。如果我试了发现治疗对我无效，我再去想别的办法。
太把感受当真	我太绝望了，我的生活毫无希望。既然如此，我不妨用药算了。	我有这种感觉并不意味着现实就是如此。感受可以改变，也总会改变的。用药不能改善我的生活状况，但是改变自己是可以改善生活状况的。
自我责备	我喝太多酒了，这都是我的错。我毁了我的生活。	我生病了，但我在积极寻求康复。康复无法一蹴而就，但如果我远离酒精保持清醒，事情会好起来的。
给自己贴标签	我喝太多酒了，我就是一个失败者。	身患疾病并不意味着我是一个失败者。如果我好好照顾自己，并留意自己的健康状况，我一定能康复。
失误螺旋	我又喝酒了，反正我今天已经破了戒，不如喝个痛快。	我对"一次滑倒"的反应可以决定我康复的走向。我不一定非要把这一整天都毁掉。如果我现在及时停下来，我就能在戒酒康复的道路上继续前行。我对喝酒问题做出的每个决定都非常重要。

练习 6.2　挑战你的预警想法

现在用你在第五章写下的那些思维错误进行思维挑战吧。在以下练习中，我们假设你知道触发点是什么，你要让自己意识到你正在犯的是什么思维错误。

预警想法：＿＿＿＿＿＿＿＿＿＿＿＿＿＿＿＿＿＿＿＿＿＿＿＿

＿＿＿＿＿＿＿＿＿＿＿＿＿＿＿＿＿＿＿＿＿＿＿＿＿＿＿＿＿＿

审视你的想法：＿＿＿＿＿＿＿＿＿＿＿＿＿＿＿＿＿＿＿＿＿＿

＿＿＿＿＿＿＿＿＿＿＿＿＿＿＿＿＿＿＿＿＿＿＿＿＿＿＿＿＿＿

支持想法正确的证据：＿＿＿＿＿＿＿＿＿＿＿＿＿＿＿＿＿＿＿

＿＿＿＿＿＿＿＿＿＿＿＿＿＿＿＿＿＿＿＿＿＿＿＿＿＿＿＿＿＿

＿＿＿＿＿＿＿＿＿＿＿＿＿＿＿＿＿＿＿＿＿＿＿＿＿＿＿＿＿＿

＿＿＿＿＿＿＿＿＿＿＿＿＿＿＿＿＿＿＿＿＿＿＿＿＿＿＿＿＿＿

支持想法是假象或不正确的证据：＿＿＿＿＿＿＿＿＿＿＿＿＿＿

＿＿＿＿＿＿＿＿＿＿＿＿＿＿＿＿＿＿＿＿＿＿＿＿＿＿＿＿＿＿

＿＿＿＿＿＿＿＿＿＿＿＿＿＿＿＿＿＿＿＿＿＿＿＿＿＿＿＿＿＿

＿＿＿＿＿＿＿＿＿＿＿＿＿＿＿＿＿＿＿＿＿＿＿＿＿＿＿＿＿＿

回应：（你要对自己说些什么？）＿＿＿＿＿＿＿＿＿＿＿＿＿＿

＿＿＿＿＿＿＿＿＿＿＿＿＿＿＿＿＿＿＿＿＿＿＿＿＿＿＿＿＿＿

＿＿＿＿＿＿＿＿＿＿＿＿＿＿＿＿＿＿＿＿＿＿＿＿＿＿＿＿＿＿

＿＿＿＿＿＿＿＿＿＿＿＿＿＿＿＿＿＿＿＿＿＿＿＿＿＿＿＿＿＿

你完成了以上思维挑战练习，现在的你在第五章自我监控技能的基础上已更上层楼。请在被触发时做练习6.3"思维挑战表"，最好与你的咨询师或治疗师一起回顾这些内容。

思考还是行动

有些人可以反思并挑战非理性大脑产生的想法，将它们转化为健康、理性的想法，以改变自己的行为。另一些人，比起用思维挑战这类认知技术来纠正预警想法，用行为应对策略来改变他们的行动更加有效。这与他们在康复中所处的阶段有关。也就是说，在康复早期，对酒精和药物的渴求非常强烈，情绪也难以控制。这种情况下，他们很难集中注意力或清醒地思考，无法进行思维挑战对话。他们只是想逃离自己的大脑，他们觉得与认知策略相比，行为策略更有效。

– 驾驭冲动 –

渴求的平均时长大约是15分钟。虽然在身体和心理都非常难受时这15分钟好像有一辈子那么长，但渴求早晚会过去。渴求是海浪——海浪会爬升到顶端，然后消退。如果你能够驾驭它渡过这段短暂的时间，那种不适感一定会消退，你保持康复的能力也会更强。随着你驾驭冲动能力的增强，冲动给你带来的难受也会逐渐减弱，直至消退。这就是我们的目标。下一章你将学到与之类似的技巧——正念的策略。

练习 6.3　思维挑战表

触发情境	预警想法	审视你的想法 （我检查证据时问自己的问题）	→	其他应对方式

- 转移自己的注意力 -

你有没有注意到，冲动来临时，你思考的时间越长抵抗的难度就越大？这种体验很常见，你不是唯一一个有这种经历的人。在某种程度上，对饮酒或用药的思考就像是在欢迎这种幻想的到来，你越去想象它会如何呈现，你对它的渴望就越强烈，无法做出合理的决定。想象力会放飞你的冲动，带你走向复发。你若对这一切洞若观火，那么你就会在这一切发生之前转移自己的注意力。以下是你转移自己注意力的一些方法。

- 当你感受到冲动时，请在脑海中立一块巨大的红色停车警示牌。让这幅画面停留在脑海中。

- 手腕上套一圈橡皮筋。冲动一来就弹一下橡皮筋来分散注意力。

- 如果可以，马上离开触发冲动的环境。

- 去散步或锻炼。

- 找一个可以让你集中15到20分钟注意力的活动，比如写作、阅读，把冲动化解开，到一个安全的地方去，或是给朋友打电话。

- 冥想或做其他放松练习。（你将在下一章了解更多相关信息。）

- 参加12步骤小组或其他自助小组。

- 和朋友、治疗师、12步骤小组或家庭成员等支持你康复的人交流。无论是谈论冲动或渴求，还是谈论一个完全无关的话题，与他们交流都可以帮你熬过这段艰难的时间。

- 想象自己来到一个安全、宁静的地方，这个地方与饮酒或用药无关。

以上这些转移注意力的技巧是否适合你？将这些技巧纳入你的预防计划中吧。如果还有其他方法，请列出来。

– 延迟决策 –

现在，你掌握了从渴求和冲动上转移注意力的方法，你可以用这些方法来延迟 15 到 20 分钟做决定，非常有效。这种冲动通常只持续 15 到 20 分钟。你会发现，只要熬过了这段时间，冲动就会消退。到那时，戒酒或戒药的决心就更坚定了。如果你在 15 到 20 分钟后仍然摇摆不定，就再来一次：分散注意力，将决定再延迟 15 到 20 分钟。

– 制订日程安排 –

其实还有方法让预警想法和渴求从一开始就不出现。在第五章学习成为"自我专家"的过程中，你学到了如何识别自己的触发点。建立这项技能的另一种方法是，提前安排日程，避开被触发的情境。我们还是回到斯科特的例子。

斯科特周一的日程安排如下：

7:00：起床，吃早餐

8:00：送孩子上学

9:00：到办公室

11:30：与老板见面 **

12:00：午餐时间 **

17:00：下班

18:00：做晚餐

18:30—19:30：吃晚餐，放松

19:30—21:30：空闲时间（孩子睡觉）**

21:30—就寝：妻子下班回家，和妻子共度时光

** 高风险或触发情境

从日程安排可看出，斯科特明确了三种潜在的触发情境。首先，他在工作中遇到了一些麻烦，与老板见面曾经触发过他的渴求和冲动。周一午餐前与老板会面他非常紧张。斯科特在外面吃午饭，再来一杯葡萄酒——过去，斯科特总是在午餐时喝一天中的第一杯酒。对他来说，另一个危险时刻是他独自一人的时候。他预测，晚上 7 点 30 分，在孩子上床睡觉之后到等待妻子下晚班回家期间，他会有喝酒的冲动。

斯科特计划在高风险时刻采取行动，不过关键还是要在写下日程时就识别出这些高风险时刻。做好计划，有应对策略，一切就按部就班吧。请填写以下日程表（见练习 6.4）。我们之后将学习更多高风险时刻的行为应对技巧和冲动规划工具（见练习 6.5）。

练习 6.4　日程安排

填写内容尽可能详尽，如什么时候起床、洗澡、吃饭、锻炼、工作，是否和别人约好了会面，具体的家务安排，帮人跑腿，或其他任何你能想到的事。请在可能触发你的活动旁标注两个星号（**）。一天中那些没有安排的时间段也值得注意：对一些人来说，这些时间段正是渴求和冲动趁虚而入的"好时机"。标出这些高风险时刻，安安心心地去做与饮酒或用药不相容的事（比如，参加 12 步骤小组与朋友或家人共度时光）。

日期：_____

7:00 _____

8:00 _____

9:00 _____

10:00 _____

11:00 _____

12:00 _____

13:00 _____

14:00 _____

15:00 _____

16:00 _____

17:00 _____

18:00 _____

19:00 _____

20:00 _____

21:00 _____

22:00 _____

23:00 _____

24:00 _____

针对高风险情境制订计划

高风险情境就是那些可能触发你的情境。虽然提前安排好日程可以帮你避开高风险情境，但总有一些情况无法预料——比如，在与同事或家人的交流中发生不愉快，工作聚会上有人喝酒，或是让你产生不适的事件。像斯科特一样，你可以提前考虑处理方法，为即将到来的高风险情境做好准备。

以斯科特预测到的冲动为例。斯科特约好和老板在午餐前见面，这种会面总是很有压力，斯科特预测他之后会一个人出去吃饭再来一杯葡萄酒。

为了应对这种情况，斯科特至少需要两样东西：一份计划和一份备用计划。这是他拟出的计划。

计划：和同事比安卡一起吃午饭，我就不会喝酒了。

备用计划：自己带午饭，在工位上吃。同时约好给戒酒匿名会的互助对象打电话，如果我被触发他能帮上我。

现在轮到你了，请在练习6.5中标出你在下周日程中的高风险情境，并做好准备。下表就是你的冲动规划工具。

练习6.5 冲动规划工具表

本周，你预测哪些情境会触发你饮酒或用药冲动？

高风险情境 # 1（日期、时间和事件）：

_____

你如何应对这些冲动？ _____

计划：_____

备用计划：（1）_____

（2）_____

高风险情境 # 2（日期、时间和事件）：

_____

你如何应对这些冲动？ _____

计划： _____

备用计划：（1） _____

　　　　　（2） _____

高风险情况 # 3（日期、时间和事件）： _____

你如何应对这些冲动？ _____

计划： _____

备用计划：（1） _____

　　　　　（2） _____

　　比起行为策略，认知策略是否对你更有用？还是正好相反？这两种技能是否都对你有帮助，还是说这取决于具体情况？在制订个人复发预防计划时，这几个问题你必须考虑。如果在阅读这本书以前你从来没有接触过认知行为疗法，那么你还需要再观察一段时间才能回答。制订复发预防计划时一定要重点使用那些最有效的技能。

小　结

你在本章中学习了一整套应对触发点、想法和渴求的技能，比如识别预警想法和假象等认知技能，还有转移注意力、制订日程表等行为技巧。制订复发预防计划的关键就是坚持完成冲动规划工具表、日程表、思维挑战表，并把对你最有帮助的技能记录下来。

若想将这些技能用得炉火纯青在风险情境中自如使用，你需要多加练习。就算你一时想不起要用，也不要对自己太苛刻。就像饮酒或用药需要一段时间才会成瘾，应对饮酒或用药冲动的新方法也需要一段时间的练习才能掌握。要有耐心。

下一章你将学习另一种同样有效的方法来应对令人不适的渴求和冲动；你不用改变你的想法或让你自己转移注意力，这次你要做的是接纳和探索。

第七章

步骤 5：正念练习

现在，你掌握了认知行为疗法中的认知技巧来识别并挑战错误思维，你还准备拟定远离饮酒或用药的方案。在本章中，你将学习一套新的技巧。

我们提到过，当渴求向你袭来时，用思考来熬过痛苦的时刻有时候异常困难。尤其是当渴求太强令你无法正常思考或你不知用理性的思维去替代非理性思维时，你很难挑战这类认知问题。这时，正念技术会帮到你。相比尝试改变你的想法或转移注意力的做法，正念可以帮助你接受和忍耐令人不适的想法或体验（比如渴求）。

本章的目标是初步了解什么是正念，了解正念和冥想对你的康复有什么作用。本章还提供一些练习帮助你尽快掌握。

什么是正念？

正念的使用面较广，研究者众多。马萨诸塞大学医学院的乔恩·卡巴特－津恩博士（Dr. Jon Kabat-Zinn）将它引入了西方心理学（Kabat-Zinn 1990）。他开发了一个为期八周的项目，叫作"以正念为基础的减压计划"。这个项目起初用于帮助有慢性疼痛的人；随后，治疗用于受困于焦虑情绪、抑郁情绪的患者（Kabat-Zinn et al. 1992; Roemer and Orsillo 2003; Ramel et al. 2004; Evans et al. 2008）和癌症患者（Carlson et al. 2004）；后来项目也用来帮助被压力所困的正常、健康的成年人（Astin 1997; Shapiro, Schwartz, and Bonner 1998; Williams et al. 2001）。

正念到底是什么？正念被定义为"通过有意识的、实时的、不加评判的方式，关注每一刻的体验出现时所涌现出的觉知"（Kabat-Zinn 2003: 145）。我们来看看这到底是什么意思。

- 觉知：每个人都有一些习惯或行为方式，长久以来我们一直是这样做的，比如用喝酒或用药的方式来应对压力或消极情绪，以至于我们根本觉察不到它们的存在。在学习正念的过程中，你会慢慢觉察自己的感觉、呼吸、想法、意图和情绪。

- 有意识地实时关注当下：我们的注意力会从一件事自然转移到另一件事上。我们常常因自己的想法、感受或周围环境而分心。觉察此时此刻的体验，就是有意识地关注它。这通常意味着认识到有些事情分散了我们的注意力，我们需要有意识地将注意力转移回此时此刻的体验上。在康复过程中，有目的地关注渴求体验或消极情绪体验可以帮助你了解自己、了解成瘾；也能帮你找到挺过渴求或消极情绪的方法，而不必用饮酒或用药来逃避。

- 不评判：无论正在经历什么，我们都习惯于给事物贴上标签。烦躁时你会对自己说"我不该烦躁"，请记住你不是唯一这样做的人，这是自然而然的想法。我们常常评判自己的体验，给它贴上"好"或"坏"、"正当"或"不正当"的标签。喝酒或用药冲动来临时，也许你会评判这种冲动、对此感到内疚，或者希望这种冲动没发生过。贴标签、评估或评判我们的感受，这些行为都是自然而然发生的——这是我们理解经历、理解世界的一种方式。做正念练习时，你会保留那些评判，接纳那些体验原本的样子。最重要的是要以善意对待你的体验，对自己有慈悲之心。如你所知，康复中有很多令你不舒服的时刻。注意那些时刻，不因这些时刻评判自己。

· 静静体会自己的经历：我们的每一段经历都是暂时的。情绪变来变去，思绪在脑海中进进出出，身体上的感觉也来来去去。我们无法预测变化，但在练习正念时，我们可以观察自己的想法、情绪和身体感受是如何一步步发展的，并带着开放的好奇心去探索，做自己当下体验的观察者。

为什么要练习正念？

那么正念对戒瘾有什么作用？基于以下几个关于正念和药物、酒精问题的已知事实，直到最近几年，这种方法才被专门用于成瘾者。

· 正念有助于压力管理，而压力正是酒精或药物使用复发最常见的触发点之一。

· 那些让你思考如何以健康方式应对压力的脑区会因大量饮酒或用药而受损。这些脑区可以想出处理问题或应对压力源的方法，也能控制不健康的应对方式（比如，饮酒或用药这种"权宜之计"）的冲动（Sinha 2008）。

· 正念可以重新训练大脑，让你深思熟虑，避免一时冲动。

· 研究表明，练习正念有助于缓解抑郁和焦虑情绪。这两种情绪在成瘾者中最常见（Glasner-Edwards et al. 2009; Breslin, Zack, and McMain 2002; Marlatt 1996）。正如压力一样，这些情绪常导致复发，因此管理好这些情绪对康复大有助益。最近的一项研究刚好证明成年成瘾者接受正念训练后在抑郁和焦虑症状上有改善。对于被诊断出有抑郁症和焦虑症的成瘾者而言，正念康复技巧可以改善他们的物质使用状况（Glasner-Edwards et al. forthcoming）。

· 研究表明，练习正念可以减少对酒精和药物的渴求（Witkiewitz, Lustyk, and Bowen 2013），对预防复发也有助益（Bowen et al. 2014）。

入门：活在当下

早上起床后，你的思绪是在当下还是在别处？比如，你早上刷牙时是否感受到了刷毛在你牙齿周围移动，是否感受到牙膏在嘴里的清凉感？你的答案大概是否定的。刷牙时你的大脑在思考——计划和预测未来的事，或者回顾过去的经历。你可能正在脑海里预想今天的第一项工作什么时候开始，今天将要参加的会议或会面怎么安排；也许你正在回顾昨天或上周发生了什么，那些时段在脑海中一一回放。

这种思绪没有落在当下的情况，被称为"自动驾驶"模式（Bowen, Chawla, and Marlatt 2010）。在"自动驾驶"模式下，刷牙、洗澡、吃早餐、开车去上班或上学，你在做这些事的时候不需要将注意力集中在上面。你的思绪四处徘徊，一会儿在过去，一会儿又飘向未来。正念技巧会让你有意识地将你的思绪停在此时此地，思绪一飘走，正念技巧就将它温柔地带回来。

你可能会想，这于戒瘾有什么用？实际上，"自动驾驶"的概念与成瘾紧密相关：随着时间的推移，成瘾行为变成一种习惯。你是否发现自己正在饮酒或用药却不知道是何时开始的？这种事情发生了很多次，你却从来没有真正思考过它的起因，也完全没意识到是一些想法、情绪或身体上的感觉驱使你这么做（Marlatt and Ostafin 2005）。在学习与当下的经历建立连接的过程中，不妨从"对想法和情绪产生习惯性的自动反应"转换为"带着对自己的善意，对行为（尤其是那些和酒精或药物有关的行为）做出正念的选择"。你积极关注你的思维和想法，并在产生饮酒或用药的渴求和冲动时有所察觉，你就可以做出正念选择了。

要走出"自动驾驶"模式，需要进行一系列练习。练习正念技巧时，请不要评判自己。一开始这些练习对你来说可能有点奇怪，你不知道自己做得对不对。请记住，练习正念时，没有对错；你只是在学习观察你的体验。无论这种体验是好的、坏的，陌生的还是中性的，你只需要简单地观察它，当你的思绪飘走时（它一定会飘走的，因为所有人的思绪都是这样），温柔地把它带回来。多加练习，多点耐心，你会慢慢掌握的。请做练习7.1。

练习7.1 观察你的身体

为了获得更好的观察体验，你需要掌握观察技巧。在第一个练习中，你将观察你的身体，或者说是你的生理自我。请记住，做这个练习不是让你产生某种特殊的感觉；这不是一个放松练习，而是一个观察练习。不管这样做会让你感到放松还是不适，你的目的就是专注当下，觉察自己的身体。观察，观察，仔细观察。

首先，找一个舒服的座位坐下，注意你的呼吸。随着吸气和呼气，你的腹部一收一放。保持这种方式呼吸一分钟。把意识引导到身体感受上，先关注身体与椅子接触的感觉、双脚与地面接触的感觉。慢慢地、仔细地体会这种感觉。如果此时你感到焦虑不安，或被想法、声音或其他事物分散了注意力，你还是要庆幸自己觉察到思绪已经飘走，然后把思绪温柔地带回对身体的觉知上来。

现在将你的注意力移到你的双脚。注意双脚的感受，注意脚的温度、脚与鞋子（如果你穿着鞋子）接触的感觉、脚趾相互触碰的感觉，以及脚底、脚背和脚踝的感觉。

将你的注意力从双脚移开，来到你的双腿。关注你的双腿，从小腿开始，上移到膝盖，再到大腿。关注大腿与椅子接触的感觉。

现在，将你的注意力慢慢移到你的臀部和腰部。如果你觉察到疼痛或不适，试着感受它，顺其自然。将注意力移到你的腰部，集中在腰部的每一种感受上。现在将注意力上移到你的背部，关注背部与椅背接触的部位。注意哪些部位有紧张或不适感。

接下来，将注意力引到你的双臂：从指尖开始，经手腕、小臂、肘部、大臂，来到肩膀，觉知你的一切感受。接着，把注意力集中在你的脖子上（僵硬还是放松）。从颈部向上，探索脸部，关注额头、眼睑、眉毛、鼻子和脸颊的感觉。

接着来到你的嘴唇，把注意力集中在颌面和下巴上。请关注每一种感受。然后，将你的意识带到头顶。刚才，你一一探索了身体各个部位的感受，下面请花上一点时间，感受你的全身，像开始时那样，感受你的呼吸。

这就是用正念觉知来关注身体的练习。在练习的过程中，请谨记以下几点（之前已经介绍过，此处再次强调）：

- 这个练习并不是要让你放松或产生一种新的身体体验。不要期望这个练习会让你有什么感受，只需顺其自然。记住，这个练习的目的仅仅是让你觉察你的体验，活在当下。

- 如果你分心了，或者做这个练习时感到奇怪，或者你不太喜欢这个练习，那么只需要关注你体验到了什么，然后把你的注意力缓缓带回这个练习就好。

- 对你的体验保持开放和好奇的态度，不要评判或试图改变它。多多接纳体验你本来的样子。你甚至可以告诉自己，这就是事物的现状。这种态度可适用于应对不适的情绪、冲动、渴求或其他让你感到有压力或困难的事情。

※ 正念生活

即便你手边没有练习手册，生活中练习正念的机会也俯拾皆是。你平时不加思考、下意识地完成的有哪些事？比如开车时你会注意脚踩油门或脚从油门移到刹车上的感觉吗？双手扶着方向盘，脚不断移动，还要想是直走、右拐、加速还是减速，你注意到大脑与脚的配合了吗？大多数人的答案可能是否定的。开车时，你可能正在计划到达目的地以后要做些什么，也许你的思路还会跳到周末的计划，或者想你担心的事情，或者打电话。

能在"自动驾驶"模式下轻松完成的事情，除了开车，还有很多，比如吃东西、洗澡、洗手、走路等。在练习 7.2 中，你将带着正念的觉知去做一些日常活动。

练习 7.2 让正念练习融入你的日常生活

在做下列每一个练习时，请保持对当下的觉察。在观照自身体验的过程中，注意你的思绪是如何自然而然地从正在进行的活动中飘走的，你又是如何把它带回当下这一瞬间的。

每完成一个练习，问问自己：我体验到了什么？我觉察到了什么？这种方式是否让我获得了一些前所未有的感受（躯体的感觉、情绪、气味或其他感受）？

这些感受是什么？在每一个练习后面的空白处记录你的观察结果。

※ 正念洗澡

正念洗澡是带着觉知开始新的一天的绝佳方式，可以为你的一整天定下基调，帮助你注意到自己何时又进入了"自动驾驶"模式。如此一来，你将有意识地将注意力转移回当下这一时刻。

先将你的右脚慢慢迈入淋浴间，注意你的脚接触地面的感觉。然后将身体重量转移到你的右脚掌和右腿上。在你抬起左脚向前移动落到地面这一过程中，觉知左腿离地的感觉和左脚掌与地面接触时的感觉。觉知身体是否平衡。

拧开水龙头，缓缓转动把手，注意你的手握住水龙头时有什么感觉，注意你把水龙头把手转到你想要的位置这种愿望。当水滴落到你的皮肤上时，注意水温，注意你皮肤的感受和皮肤温度的变化。

接下来，花上一点时间，将你的注意力放在听水声上。注意水从花洒中喷出洒在身体上发出的声音。如果你发现自己在忧虑、计划、回顾，请祝贺自己觉察到了这一点，并将意识带回当下，带回淋浴的状态。

注意气味。沐浴露的味道，是熟悉的味道。停留片刻，引导你的意识去觉察任何你能闻到的气味。

沐浴后，继续用这种正念方式完成更衣，并记录你的体验。

我在正念洗澡时的观察：_____

_____

_____

_____

_____

_____

※ 正念进食

在这个练习中，你将觉知自己每时每刻的进食体验。拿起一个水果——一个苹果、橘子或一根香蕉。拿起苹果，告诉自己：我要把接下来这几分钟全部花在这个苹果上。请关上电视机，避免一切干扰。

仔细端详，就好像你从来没有见过苹果一样：它长什么样，是什么颜色；是否需要削皮。把它拿起来进一步观察。注意自己的思绪是否游走了，或者你是否在评判这个练习。当发生这种情况时，将意识缓缓带回这个苹果上来。

接下来，把苹果放到你的耳边，听听它是否有声音。此时若涌现出不耐烦或其他感觉，坦率承认它们，并让自己的注意力回到这个苹果上。现在，凑近闻闻：它的气味如何？它是甜的、酸的，还是既不甜也不酸？

将苹果慢慢送到嘴边，入口之前，觉知你的口腔是如何做进食准备的。有唾液分泌吗？是舌头的哪些部位感觉到唾液的？咬下第一口，觉知果肉在你口中的感觉。咀嚼前，在嘴里含一会儿，觉知这块果肉含在嘴里的味道。开始咀嚼了，觉知咀嚼时果肉质地的变化和它在唇齿间的感觉。别急着吞咽，觉知这种愿望以及它带来的感受。吞咽开始了，注意果肉是如何向你的口腔后部移动并进入食道的。

接下来每咬一口果肉，就重复一遍。你甚至可以在吃苹果的间隙，思考你把这个苹果带回家之前，它是如何生长、如何被大自然和人类所培育的。

这可以帮你意识到身边的一切是怎样联系在一起的——即使这是普普通通的一个苹果。

我在正念进食中的观察：＿＿＿＿＿＿＿＿＿＿＿＿＿＿＿＿＿

＿＿＿＿＿＿＿＿＿＿＿＿＿＿＿＿＿＿＿＿＿＿＿＿＿＿＿＿＿

＿＿＿＿＿＿＿＿＿＿＿＿＿＿＿＿＿＿＿＿＿＿＿＿＿＿＿＿＿

＿＿＿＿＿＿＿＿＿＿＿＿＿＿＿＿＿＿＿＿＿＿＿＿＿＿＿＿＿

※　正念行走

请先选择一个合适的空间，也许是一条走廊，或是一间较宽敞的可以来回踱步的房间。最好有人能在你身边阅读以下指示。

静止站立，觉察脚底接触地板的感觉。脚底哪个部位与地板接触？觉知双脚支撑的身体重量。缓缓将重心移到右脚，觉知重心转换时双脚的感觉。抬起左脚，觉知左腿离地时的感觉。左腿向前、向下移动时，脚跟接触地板有什么感觉。

你的左脚现在牢牢踩在地板上了，将意识轻柔地带到左侧身体。你的左腿和左脚是如何承受身体重量的，右腿和右脚释放重量后轻盈的感觉如何。现在，将右脚轻轻抬起，脚跟先落在地板上，将重量从身体左侧转移到右侧，觉知右腿和右脚的感觉。

向前迈步，觉察双腿和双脚感受到的重心变化。如果你的思绪在行走过程中飘走了，请轻柔地把它带回双脚和双腿的感觉。继续练习几分钟。

我在正念行走时的观察：＿＿＿＿＿＿＿＿＿＿＿＿＿＿＿＿＿

＿＿＿＿＿＿＿＿＿＿＿＿＿＿＿＿＿＿＿＿＿＿＿＿＿＿＿＿＿

＿＿＿＿＿＿＿＿＿＿＿＿＿＿＿＿＿＿＿＿＿＿＿＿＿＿＿＿＿

_____

_____

_____

※　正念呼吸

我们无时无刻不在呼吸，你可以随时运用正念呼吸这一技巧，将意识带到当下这一瞬间。在刚开始学习正念技巧时，正念呼吸非常有用。无论在什么时候，只要你感到难以集中注意力，可暂停手上的事情专注于自己的呼吸。在成瘾康复的过程中，正念呼吸是你对抗不适情绪和不当渴求的得力帮手。让我们来进行一个简短的、有觉知的呼吸练习（见练习 7.3）。

练习 7.3 　有觉知地呼吸

就像你此前做过的那些练习一样，请记住，练习的目的不是改变你呼吸的方式，也不是让你放松（虽然这两件事都有可能发生），而仅仅是觉知你的呼吸，并以开放和好奇的心态去观察它。一开始，5 分钟就够了。如果你愿意，可以将练习时间延长到 30 分钟。

找一个舒适的地方坐下。感知你的身体缓缓坐下的感觉，觉知身体与椅子、地板接触的部位。花一些时间来探索这些感受。

一切就绪，将注意力转移到你的呼吸上。觉知空气从你的鼻腔进入你的身体、进入你的肺部的过程。你的腹部会随着你的每一次吸气和呼气而起伏。把手轻轻放在腹部感受一起一伏的呼吸体验。

带着开放的心态和好奇心，观察与呼吸相关的一切。觉知你的呼吸在一呼一吸间是变得更加清凉还是温暖；觉知空气随着每一次吸气进入你的身体又随着每一次呼气离开你的身体的过程。

无论你的呼吸是快是慢，是深是浅，让你的身体以它惯有的方式呼吸，不要评判它，也不要改变它。每当有想法飘进你的脑海，觉察它们，允许它们在此停留片刻，再将你的意识轻柔地带回到呼吸上来。用这种方式有觉知地呼吸几分钟。

融为一体：在成瘾康复中运用正念技术

你可能会问，正念呼吸、沐浴、行走真的对戒瘾有帮助吗？乍一看，它们之间似乎毫无关联，但正念觉察技巧的确可以应对饮酒或用药的冲动和诱惑，避免"滑倒"落入"自动驾驶"模式（它会导致复发等不健康的决定和行为）。与当下的体验保持连接之所以可以帮助你熬过渴求期避免复发，有以下两个原因。

- 渴求来临时，你总想逃避它带给你的不适感，饮酒或用药可能就是你过去用来逃避不适感的方式之一。如果你接纳、容忍，甚至怀着好奇心去观察你在出现渴求时出现的感觉，你就能打破这个恶性循环。
- 饮酒或用药是你对诱惑（如你周围环境中的酒或药物）或某个特定的触发物（如一种不快的情绪）做出的自动反应。正念觉察就是以一种经过思量的正念的方式去"回应"诱惑，而非做出直接的"反应"。

你可能在想，"反应"和"回应"有什么区别？"反应"是我们不假思索自动做出的。当我们感到自己离烫的东西（比如火）太近，我们的反应就是远离它。直觉告诉我们："它会伤害我，离它远点。"而当你对一些东西成瘾后，你的直觉可能就无法引导你做出有利于康复的决定了。别忘了，直觉反应缺少权衡行为后果的过程。如果依赖直觉，你可能会在诱惑面前或在困难情境中以一种自我"保护"的方式做出反应（如靠饮酒或用药来摆脱不适感），但这样做只会让情况更糟。

将渴求过程中经历的诱惑和不适感建立连接后，你就可以追溯这些体验的源头，理解它们过去是如何导致你做出饮酒或用药这类自动反应的。在渴求袭来时练习正念，就是将正在发生的一切连接起来，觉知发生的一切，然后再带着觉知去决定你要以何种方式做出回应。如果你用这种方式去处理你的感觉和体验，而不是放任成瘾的大脑指引你对渴求或诱惑（如饮酒或用药）做出自动的反应，那么你就可以更好地控制自己的行为，在行动之前权衡后果。在练习7.4中，你将学习一种正念技术，它会在你经受诱惑时派上用场。

练习 7.4　清醒（SOBER）呼吸

有了正念呼吸的经验，掌握下面这个帮助你与当下建立连接的技术就易如反掌了。这个练习只需一两分钟。若你被诱惑，或处于令你紧张、不安的情境中，这个技能将助你脱困。你可以用它的缩写"SOBER"来记住练习的五个步骤（Bowen, Chawla, and Marlatt 2010）。

停止（Stop）：如果你正处于一种被诱惑的情境中，首先要做的就是停下来，与当下这一刻建立连接，走出"自动驾驶"模式。你一旦停下来就打断了一系列自动化行为，而这一系列伴随着渴求或强烈情绪的行为正是你在成瘾康复过程中要努力改变的。

观察（Observe）：走出"自动驾驶"模式后，下一步要做的就是观察你的体验。观察发生在当下的一切。问问自己当下有何感受。比如一阵渴求汹涌而来，观察你身体的哪些部分感受到了它，你产生了哪些想法，正在经历什么的情绪。告诉自己，这些不适感可以存在——顺其自然，无需驱赶。

呼吸（Breathe）：你脱离了"自动驾驶"模式，也观察了自己此刻的体验，下一步就是与自己的呼吸相连接。花上一点时间，将你的意识引导到呼吸的律动上来。

扩展你的觉知（Expand your awareness）：将注意力从你呼吸的律动扩展到全身，将此时此刻的所有感受相互建立连接。

正念回应（Respond mindfully）：我们不断强调，要用正念有意识地对正在经历的不适感受做出回应，避免"自动驾驶"模式。这正是清醒（SOBER）正念觉知技术的最后一步。与自己的体验和呼吸建立连接后，现在你可以仔细考虑自己可做的全部选择。

你要接纳不适，允许它存在，同时带着正念的觉知选择自己接下来要采取什么行动来回应。此时，你会引导自己去思考不同行动的后果，选择一种对你有益的、与康复目标相符的方式去回应你所经历的不适。

在练习之初，建议用这种方法——想象自己在一种会被触发的情境中练习清醒正念觉知技术：停下来。观察自己在这个情境中的感受，觉知身体、情绪或想法上的不适感。承认这些不适感，不要苛责自己，也不必尝试改变。专注于呼吸，将觉知扩展到整个身体，观察所有感受。最后，思考一下在这种高风险情境中你可以做哪些选择来回应。

若你做出了最好的选择，采取了一种能让你远离酒精和药物保持清醒的回应方式，比如起身离开，给朋友打电话，转移注意力；做出回应后，将注意力集中到你做出决定后的感觉上，注意自己身体和情绪的感受以及脑海中闪现的想法。完成该练习后，把你的所有感觉、想法、情绪和你对自己经历的评判全部记录下来。

我在做清醒呼吸练习时的观察：_____

_____

_____

_____

　　为了在应对不愉快的情绪或渴求时能够自如地运用清醒正念觉知技术，请在以下不同情境中使用。

　　有压力时记录下你的感受、想法、情绪、评判、干扰或其他方面的体验。

　　我在压力情况下使用清醒正念觉知技术的观察结果：

_____

_____

_____

　　经历悲伤、焦虑、愤怒等不愉快的情绪或其他你常常不假思索地做出反应的情绪时。

　　我在经历不愉快情绪时使用清醒正念觉知技术的观察结果：

_____

_____

_____

_____

　　经受饮酒、用药的诱惑或渴求时。

　　我使用清醒正念觉知技术来回应某次诱惑或渴求的观察结果如下：

_____

_____

_____

_____

接纳

也许你注意到了本章一直在引导你练习接纳。到目前为止，你所做的每一个正念冥想练习都涉及与接纳相关的指导，让你接纳所经历的一切，哪怕是不愉快的经历。这就是在实践接纳。你可能想知道：为什么接纳对康复如此重要？接纳之所以重要，是因为它与成瘾大脑对你下达的命令正好相反。练习接纳可以帮你战胜成瘾大脑，让理性大脑掌控局面。

你可能还记得，在第一章，我们说过成瘾大脑卡在"走"的模式里。"走"的模式是指你内心有个声音总是告诉你："趁感到更糟糕以前，赶快摆脱这种渴求"；"走，喝一杯"；"你不必感到难过"；"走，抽点大麻，你会感觉好很多"。如果你更喜欢在感觉很好的时候用药，你的成瘾大脑可能会说："干吗要让这种美妙的感觉停下来？走，来点可卡因。"直至现在，你成瘾大脑发出的声音一直在引导你去使用酒精或药物来回避不愉快的情绪，或保持"愉快"的情绪。

康复面临最大的挑战是，渴求会给你带来不愉快的情绪和感受，并且你越想摆脱这种情绪和感受，它们就越强烈。其他不适的情绪也是如此。你试图逃避这些感受，它们通常就变得更强大。正念练习的关键就是学会接纳这种不适感，认识到你的行为不一定非要被你摆脱不适感的欲望所操控。为了实践接纳，你可以告诉自己：

· 虽然现状与我认为应该有的状态全然相反，我仍然会顺其自然。

· 接纳我此时的感受，并不意味着我满足于现状，也不意味着我要放弃改善现状。

· 一旦我看清了事物的本质，我就能找到恢复和改变的方法。

希拉利的故事

希拉利，34岁，正在康复中。六个月前，她失去了母亲。在母亲过世之前近三个月的时间，她一直很清醒，和母亲一起与癌症抗争。在失去母亲后，希拉利复发了，她又开始饮酒、用可卡因。她实在无法忍受那种悲伤和空虚，觉得饮酒或用药是逃避这种情绪的唯一方式。

大约两周前，希拉利意识到，使用酒精或可卡因让她越来越抑郁，必须戒瘾。在康复之初的几周里，每当对母亲的哀思和悲伤情绪向她涌来时，希拉利就会感到饮酒或用药的强烈冲动。她在医生的建议下练习正念，较为从容地面对"接纳"这一概念。

现在，每当悲伤和哀痛袭来时，她就做清醒练习。她觉察自己的内心和身体，把注意力转移到呼吸上。通过呼吸将觉知和当下的身心结合，她感到自己渐渐强大起来，允许自己体会其他情绪。她对自己说："我可以去感受当下我所感受的。这可能并不是我想感受的，但是我可以忍受和接纳它原本的样子。我应对这一切的情况似乎比自己想象的要好。既然逃避对我来说没什么作用，那我就努力与它在当下共处吧！"

带着这些信念，她坚持练习，与悲痛在当下共处，而不是用酒精或药物来麻痹自己。渐渐地，她能容忍并接纳自己的悲伤情绪了。

慈悲与善意

慈悲与善意，二者皆可帮助你完成正念实践。我们平时能自然而然地用慈悲、温和的方式去理解他人、与人沟通，但我们并不一定会用同样的方式对待自己。你是否常常自我批判？保持正念在于以一种不评判的方式活在当下，以慈悲、善意的心态，不要苛责自己。受到饮酒或用药的冲动或渴求烦扰时，练习正念冥想，用一种良善、迎纳的心态与自己的感受连接，与它在此刻共存。

慈悲是对你面前的痛苦和哀愁产生的一种同情的、温和的情绪反应。在练习正念时对自己怀有慈悲心，可以帮助你减少消极的、批判性的内心对话。这些对话不仅会影响你活在当下的能力，还会驱使你赶紧去使用酒精和药物。带着慈悲心来面对痛苦与哀愁的你，可以选择以一种自我观照、自我保护、有利于康复的方式，做出正念的回应。

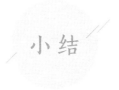

小结

在本章中，你了解了什么是正念觉知技术，了解了为什么正念觉知技术有助于康复。掌握正念觉知技术，接纳康复中的不适感，用一种更加开放的态度来迎接它，这并不容易，但经过练习相信你可以做到。你可以用这种方法来正念回应自己渴求和痛苦的经历，而不会被成瘾大脑操控。

在下一章中，你将找到提升喜悦和幸福感的方法，让你的生活充实丰盈。掌握了觉知技术，你将在更深层次上体会这些积极的情绪。

第八章

步骤 6：恢复奖励机制

现在的你掌握了应对触发点和渴求的方法，弄清了什么样的情境、地点、人物和事件会使你复发，也具备了提前做好应对措施的能力。但距离完成康复计划，你还有一段相当长的路要走。现在你不喝酒也不用药了，那你将如何填补生活中因饮酒和用药的缺席带来的空白呢？

坦率地说，你下功夫研读这本书的起因，是受酒精和药物之苦久矣。然而看清这一现实，也并不意味着你就能轻易地放弃它们。没准儿你可能还会怀念酒精或药物曾经带给你的片刻逃离感或"积极"感受。另外，在康复早期，你的情绪起起伏伏，对那些曾经喜欢的事物也提不起兴趣。尽管并不是所有人都有这样的感受，但绝大部分的人在康复早期都会有这种体会。那么，不饮酒不用药的话，该从哪里获得愉悦感呢？你并不是唯一一个思考这个问题的人。在本章中，你将为自己正在康复的大脑和身体挖掘并重拾奖励活动，尽情体验快乐。

奖励在成瘾和康复中的作用

奖励是我们生活的核心。正是向往奖励我们才有动力每天早起、履行责任（无论是工作责任、家庭责任还是其他责任）、维持社会关系、维系家庭幸福，保持兴趣爱好。我们之所以做这些事，是因为我们知道，这些事会带给我们奖励，不管是情绪上的、经济上的、身体上的，还是生活中能给我们提供喜悦和快乐的奖励。

工作给我们带来这些奖励：如果你上班拿工资，那自然就有经济上的奖励；如果同事和老板称赞你的工作做得不错，你会得到情绪上的奖励——被他人喜欢和欣赏，你感到自信和骄傲。当然，所有这些奖励都会提升你的自我评价，增强你的自我价值感，这些是心理上的奖励。无论是上班、上学，还是在家里履行你的责任，你从这些责任中获得的奖励是你驱动自己坚持履行的动力。

你可能想知道，这与成瘾有什么关系呢？回想一下你开始饮酒或用药前的日子。你的生活中有哪些奖励？这些奖励是否与你从重要的人际关系（如你的家人、子女、伴侣或朋友）中获得的愉悦感有关？这些奖励是否与你的兴趣爱好或者工作有关？再回想一下，随着你饮酒或用药的不受控制，你的这些奖励活动发生了怎样的改变？众所周知，当人们对药物或酒精成瘾后，他们在寻求生活中"自然"奖励上的时间越来越少。这是因为他们不得不花更多的时间寻求药物或酒精，然后再从药效（如宿醉、低落、抑郁和其他不适）中恢复。

是不是很耳熟？让我们将它和你个人的成瘾经历联系起来。饮酒或用药频次增加后，你哪些事做得越来越少？请在空白处写下来。

自从我对饮酒或用药失去控制，那些我过去喜欢的事就做得越来越少了，比如，与朋友和家人共度时光、锻炼身体以及以前感兴趣的事。

_____

_____

_____

_____

_____

_____

在康复过程中，很多人都明白喝酒和用药让他们以前的快乐源泉所剩无几。你的空闲时间怎么过？对此，你现在也许有很多疑问，这很重要，也很正常，你需要反复试错才能找到答案。请对自己多些耐心。本章中的练习将帮助你在康复过程中找到那些体验喜悦和快乐的方法。

研究表明，奖励不仅与成瘾相关，还决定着康复训练中你能在多大程度上改变酒精或药物使用状况。根据行为经济学理论，当处于成瘾康复中的人找到快乐、喜悦和满足感的源泉时，他们成功戒断的可能性就大大增加（Green and Kagel 1996; Higgins，Alessi，and Dantona 2002）。这个理论背后有很多科学根据。例如，比较两种不同类型的成瘾行为治疗的一项研究发现，能成功保持清醒的人是那些经常参与娱乐活动的人。决定他们保持清醒的最重要的因素是他们经常参与多种愉快的活动。他们将之前花费在成瘾行为上的时间和精力用在这些娱乐活动上，既体验到了喜悦，又不必面对饮酒或用药带来的破坏性后果（Farabee, Rawson, and McCann 2002）。

成瘾康复中的行为激活

越来越多的研究证明，对康复中的成瘾者来说，找到体验喜悦和充实感的方式非常重要。近期有一种新的治疗方法开始应用于成瘾治疗，它还能帮助有抑郁情绪的人获得愉悦感。这种疗法被称为"行为激活疗法"（Behavioral Activation Therapy），它鼓励人们定期参加愉悦身心的活动（Daughters et al. 2008; Magidson et al. 2011）。

研究发现，行为激活疗法对于受困于抑郁情绪的人极有帮助。因为抑郁情绪会导致人们丧失进行愉快活动的动力（Cuijpers, Smit, and van Straten 2007; Mazzucchelli，Kane, and Rees 2009; Sturmey 2009），形成恶性循环：当人们远离娱乐活动时，他们的情绪会更糟，更易成瘾；成瘾行为一旦占上风，人们娱乐的时间就越来越少。最近的研究表明，对于受困于成瘾和抑郁情绪的患者，行为激活疗法不仅可以帮助他们戒掉酒精和药物，而且还能改善他们的抑郁状况（Daughters et al. 2008; Magidson et al. 2011）。

－ 让康复变得有趣 －

以下这些建议将推动你积极参加娱乐活动。完成本章练习后，你还可以做进一步探索。

· 千万不要选择可能触发渴求的活动。

· 在你喜欢做的事和你需要尽的责任之间找到平衡。注意两者的不同。

· 详细安排娱乐活动，这样执行力才更强。

· 安排计划时，要注意可能复发的时间段，提前做好准备。

· 别忘了，你对自己是否会喜欢某项活动的假设有可能没那么准确。练习 8.5 "愉快程度预测" 中可提供帮助。

– 愉快活动 vs. 风险情境 –

现在你的生活方式越来越健康，即将进入新的学习阶段。在计划去看电影、听音乐会或者和朋友出去玩之前你不妨问问自己：这些活动是否会触发饮酒或用药的欲望？有时候我们根本意识不到自己会被哪些有潜在触发危险的活动所吸引。让我们来看丹尼尔的例子。

MORE 被触发的丹尼尔

丹尼尔戒药已有五周。他的朋友霍尔顿邀请他去看一场音乐会，这个音乐人的演出丹尼尔看过好几场，他很想再去一次。丹尼尔对自己说："太好了，我本来不知道今天晚上要做什么，这下我可找到办法打发时间了。"丹尼尔没有意识到霍尔顿和这场音乐会对他的康复存在威胁。他以前经常和霍尔顿一起用药，而且每次他都是在 "嗨" 的状态下看这位音乐人的演出。到达演出现场后，渴求也向他袭来，他的渴求程度为 8。"正好"霍尔顿带了药物，最后，丹尼尔那天晚上还是和霍尔顿一起用药了。

在这个例子中，丹尼尔本来只是想去看场音乐会，可他事先没能将音乐会和自己过去使用药物的经历联系起来；他也没有意识到，和他的某位朋友一起去将使他的康复面临巨大风险。丹尼尔戒药五周了，手里早就没了药，但霍尔顿在身边，得来全不费功夫。

本该是一次愉快的活动，最终却让自己步入了高风险情境。从这次教训中，丹尼尔知道了他应该事先问问自己，"这场音乐演出会不会触发我用药的欲望"，这样他就可以做别的选择。如果他事先意识到霍尔顿和音乐演出都有可能是触发点，他完全可以用不同的方法处理这一情境。

- 他本来完全可以不去看这场音乐演出。尤其是在早期康复中，这是最安全的选择。在这一阶段，丹尼尔对诱惑的抵抗力是最弱的，他需要做好一切应对准备，遗憾的是这些技能他尚未掌握。

- 他也可以去看音乐演出，但不要和霍尔顿一起。保护自己免于复发的方法之一是找一个支持自己的、清醒的朋友一起去，并且告知这位朋友如果产生了渴求自己的处理办法（如提前离场，或者告诉朋友发生了什么）。

举丹尼尔的例子是为了向你展现该如何做好活动计划，如何区分健康的愉快活动与高风险的情境。如果你能做好预案，考虑周全，就能远离危险情境。

练习8.1 活动追踪表

想要过上健康有益的生活，第一步就是要认清你的时间安排、各项活动与你的情绪、饮酒用药情况有什么关联。请用下面的活动追踪表记录你的日常活动，那些看起来不那么重要的活动（如看电视）也不能遗漏。活动追踪表会帮你看清你目前的活动、情绪和行为规律。

活动追踪表最好每天填写两次——下午一次，晚上一次。右栏评价你对每项活动喜好程度，从 0 到 10 计分，0 意味着该活动丝毫不能让你感到愉快，10 意味着它极为有趣。活动没有正确与否之分，评分只是为了总结自己的（活动、情绪、行为）规律。举例来说，如果你从晚上六点到七点花了一小时做晚餐，而你根本不喜欢做饭，那么你可以给它打 0 分或 1 分。

愉快的活动应有 6 分或更高。一天结束时，数一数今天做了几件愉快的活动，评价这一天的总体情绪，从 0 到 10 计分，0 代表情绪糟糕到不能更糟，10 意味着你的情绪再好不过了。你还要评价自己一天中渴求程度的峰值，从 1 到 10 计分，1 代表非常微弱，10 代表极为强烈。最后，你还要标注今天是否有饮酒或用药行为。每天填表，至少坚持一周。

活动追踪表

日期：

时间	活动	愉快程度评分 (0 ～ 10)
7:00—8:00		
8:00—9:00		
9:00—10:00		
10:00—11:00		
11:00—12:00		
12:00—13:00		
13:00—14:00		
14:00—15:00		

时间	活动	愉快程度评分 (0 ～ 10)
15:00—16:00		
16:00—17:00		
17:00—18:00		
18:00—19:00		
19:00—20:00		
20:00—21:00		
21:00—22:00		

愉快活动总数（评分在 6 分以上的活动）：_____

今日总体心情评分（0 到 10）：_____

今日渴求程度峰值（1 到 10）：_____

复发：是 / 否

如果你常常记录自己的活动，你的活动规律在表上一览无遗。活动追踪表清晰地展示了你的情绪与活动等级之间的关系，而这两者又都和你的饮酒用药情况有关。多参与愉快的活动，你就更快乐，而快乐的体验又驱使你期待下一次活动。

建议和你的治疗师或咨询师一起分析活动追踪表，还可以根据你的想法制订一些目标。如果身边没有治疗师或咨询师，也可以自己找规律：愉快活动的次数和心情评分高低的关系是什么？渴求评分高低的关系是什么？无论如何，作为"自我专家"，了解活动与心情之间的关系，是丰富你的技能的重要一环。之后你可以根据需要随时调整。

－ 平衡"应该做"和"想要做"－

你可能会想，我这个人性格活泼，有好多好多事想做，我真的要做那么多吗？这需要具体情况具体分析。你现在做的这些事是你有义务要做还是你真正喜欢的？关键是要取得平衡。通常你的天平会向"应该做"的或职责内的活动倾斜。这会让你对生活不满。反之，如果人们没有为长期的目标而努力，心里空荡荡的，觉得自己没出息、没成就。让我们先来看看你个人在责任和享乐之间的平衡（见练习 8.2），再来确认你需要在哪些方面努力。

练习 8.2 "应该做"和"想要做"

在这个练习中，请列出你为履行责任做的事情（"应该做"的），以及你为了娱乐而做的事情（"想要做"的），看看二者是否平衡。

应该做的事	想要做的事
1. _____	1. _____
2. _____	2. _____
3. _____	3. _____
4. _____	4. _____
5. _____	5. _____
6. _____	6. _____
7. _____	7. _____
8. _____	8. _____
9. _____	9. _____
10. _____	10. _____

有什么发现？对你来说，是列出娱乐的活动比较难，还是列出有责任要做的事比较难？请尽可能列出你最满意的活动，不限数量和种类。

练习8.3 愉快的活动

每天都给自己安排一项愉快的活动吧！它不需要太多时间，能愉悦自己便好。在这个练习中，请在开心活动列表中圈出你想做的事情。

出去散步	做个新菜	读读喜欢的书
去博物馆	去动物园	上一节舞蹈课
看电影	和朋友共度时光	去约会
计划去某地旅行	计划一次聚会	去骑车
去图书馆	锻炼	给喜欢的人打电话
邀请别人共进晚餐	去餐厅享用美食	做园艺
画点什么	计划制作一件艺术品	听听音乐
做喜欢的运动	去观看一场体育比赛	看会儿电视
吃甜点	去远足	做一束花
装饰家中一角	写一个故事	去剧院看戏
做个发型	泡个澡	去参加一个聚会
唱唱歌	去公园	弹弹琴
冥想	和家人共度时光	去按摩
整理照片	上网冲浪	和某人通视频电话
看电影点外卖	去海边	写一首诗
写写日记	为某人亲手做个礼物	去水族馆
去滑冰	拼图	做件首饰
去商场逛逛	上一门课	和宠物玩会儿
去打保龄球	做志愿者	拍点美照

我还想做的事：

1. _____

2. _____

3. _____

4. _____

5. _____

6. _____

练习8.4 活动时间计划

刚才你列出了自己想做的事，下一步要计划何时去做。请依次记录自己一天中的活动，看"应该做"和"想要做"是否平衡。

我的计划：   计划开始实施日期：

活动1（   ）   日期：

活动2（   ）   日期：

活动3（   ）   日期：

活动4（   ）   日期：

活动5（   ）   日期：

活动6（   ）   日期：

活动7（   ）   日期：

活动8（   ）   日期：

活动9（   ）   日期：

活动10（   ）   日期：

– 当有事妨碍你时 –

有时候，有些事会妨碍我们去做有趣的事。这个问题很现实，比如你要找人帮你照看孩子、遛狗，或者是在你忙碌的日程中挤出时间。因此，最好提前做好应对措施。你在练习8.3中列出的愉快活动有哪些潜在的障碍，哪些事会成为障碍，请列出来。

愉快活动的障碍：

1. _____

2. _____

3. _____

4. _____

按照下面三个步骤找到解决方案。

第一，头脑风暴，列出你能想到的解决方案。

第二，考虑每种方案的优缺点，保留最佳的一两种。

第三，尝试最佳方案，看看能否为你挤出时间，让你如愿以偿。

让我们为你的第一个障碍找到解决方案。

障碍一：_____

第一步，以下是我能想到的针对这个问题的所有的解决方案：

1. _____

2. _____

3. _____

4. _____

5. _____

第二步，这是每种方案的优缺点：

解决方案	优点	缺点
1.		
2.		
3.		
4.		
5.		

第三步，选择两个方案：

1. _____

2. _____

除了实际的阻碍，我们的想法有时也是无形的障碍："即使去了也不会开心"；"我太累，心情不好"；"现在什么都不想干"。还记得第五章识别认知偏差吗？我们来复习一下认知偏差有哪些，特别是那些和愉快活动有关的认知偏差。

消极的情绪会降低我们对事物有趣程度的期望值。也就是说，如果你心情不好，你可能会觉得出去吃饭或和别人共度时光没意思。但现实有可能与你的预期大相径庭，因为活动本身可以改变你的心情。看看你有没有这些想法：

· 我就是不想去。

· 这个活动怎么可能有趣。

· 我待不了多久就早早离场。

· 去了也是浪费时间。

· 我心情不好，会扫别人的兴。

这些想法是否耳熟？如果不是，那也许消极想法并不是你的一大障碍。如果是，你完全可以改变这些想法，就像你之前改变有关饮酒或用药的思维方式一样。接下来要向你介绍的这个技巧可以帮助你挑战那些消极想法（见练习 8.5 ）。

練习 8.5　愉快程度预测

正如你所见，有时我们对愉快活动的想法和情绪是极具误导性的。愉快程度预测就是让我们像科学家一样，预测我们对活动的消极想法和消极期望，收集证据，检验它们是否准确（见练习8.6）。通过预测你明白有些事你不想做并不意味着不值得去做。你可以选择先去做某些事，然后再根据活动中及活动后你对的观察对这件事是否有趣下结论。具体做法如下：

- 首先，当你计划去做一个活动之前，先写下你在多大程度上（从0到100%）期待自己能享受它，0意味着你认为自己完全不会享受这项活动，50%意味着你期待自己会在中等程度上享受这次活动，100%意味着你期待自己会最大限度地享受该活动。注意你对该活动产生的其他想法，把它们写下来。

- 然后，直接上手做，即使你对其评分为0。不迈出这一步，你永远无法知道是否享受它。

- 在活动期间，记住自己对这个活动的想法。

- 完成活动后，评估你的实际享受程度（从0到100%）。

- 比较活动前和活动后对享受程度的评分。评分是否接近关系不大。我们的目的是当观察者，认清其中的规律。

练习 8.6　愉快程度预测表

愉快活动	活动前对愉快程度的预测 （0 ~ 100%）	活动后对愉快程度的评价 （0 ~ 100%）	活动前和活动中的想法

对比活动前后的评分你有什么发现？在做某些活动时，如果你担忧过多，对快乐预期较低，那么你实际获得的乐趣可能比你预期的要多，这些活动你以后还会去做。要提醒自己，你的预期高低与你的情绪而非活动本身更相关。

请记住，在康复期间，你要重新定义你的时间安排，其中重中之重就是弄清楚在不被触发的情况下你可以享受什么。预测愉快程度可视为一次探索，你可以从中找到体验喜悦和乐趣的方法，保持健康和清醒。

练习 8.7 为做计划和完成计划奖励自己

现在你对愉快程度预测小有经验，有些活动你还想再次参与，你发现真的挺有趣。事前排除障碍、安排妥当，执行起来更轻松。接下来，在按计划做完活动后，你应该奖励自己对计划的贯彻落实，就像你在第四章中将身体锻炼纳入日常生活那样奖励自己。在本练习中，你将安排接下来这一周的几项活动，筹划事后如何奖励自己。

第____周

本周，我将进行以下活动：

1. 我将在_____（日期）进行_____（活动），

   我会奖励自己_____。

2. 我将在_____（日期）进行_____（活动），

   我会奖励自己_____。

3. 我将在_____（日期）进行_____（活动），

   我会奖励自己_____。

小 结

　　在本章中，你了解到要如何将愉快的活动重新引入你的生活，使它们丰富你的康复生活。在工作和乐趣之间找到平衡，是我们一生都要进行的练习。事事并非总能保持完美的平衡，有时候你会觉得自己更多地是在工作在履行责任，少有享乐，而有时你手头又有大把大把的空闲时间，无所事事。请时刻谨记，你的目标是尽量保持平衡，不断进步。你从人际关系、爱好和其他活动中获得的喜悦和乐趣越多，你想念酒精或药物的时间就越少。

第九章

步骤7：管理挑战性情绪

你掌握了一些应对渴求的策略，现在还需要掌握一些处理康复中常见的焦虑、悲伤和愤怒的技能。大多数认知行为疗法、正念和动机技术其实都可以帮助你处理这类情绪。要调动这些"求助"技能，我们需要重新考虑一下消极情绪出现时要如何运用它们。

在人生的这个新阶段，你的生活仍然起起伏伏。为此你将在本章重点学习预测和应对困难的能力。

管理你的情绪

通常情况下，成瘾与其他心理问题密切相关。研究表明，多达三分之二的成瘾者存在心理健康问题，其中最常见的是焦虑、抑郁症等情绪障碍（Glasner-Edwards et al. 2009）。这并不出人意料，酒精或其他药物的确可以暂时充当应对不快情绪或症状的"避难所"。

如果你曾用饮酒或用药的方式减轻抑郁或焦虑症状，那你现在也许发现，长远来看，酒精和成瘾药物并不是抗抑郁药。实际上，它们反而会使抑郁和焦虑症状更加严重。一开始它们可能起到了"创可贴"的作用，然而这其实是个陷阱。用以下这些我们练习过的技能可避免再次入坑：（1）监控并挑战那些可能导致触发性情绪的消极想法；（2）重新审视自己戒断的动机；（3）参加娱乐活动，运用其他行为应对策略；（4）运用基于正念的应对技巧。我们来简要回顾如何用这些方法来应对消极情绪。

– 了解自己的消极情绪触发点 –

在第五章，你找出了自己消极情绪的内在触发点。这些消极情绪一般指抑郁、焦虑、愤怒、嫉妒、烦躁、无聊、被拒绝、沮丧、愧疚或羞耻等（参见本书练习5.1）。如果你能在这些情绪将你推入复发模式之前就意识到它们的存在，你就能在康复的过程中掌握控制权，及时遏制它们的蔓延。

– 情绪监控 –

我们偶尔会情绪低落，特别是在康复早期，悲伤、抑郁情绪比较常见。这通常可以视为戒断症状 —— 换句话说，酒精或药效正在你的身体中消散。在完全戒断酒精或药物一个月后，这些症状会自行消退。然而有些人的抑郁情绪持续时间长，需要辅以药物或心理治疗。

如果你的抑郁症状持续不消失，建议适时做评估和治疗。这些症状若得不到控制，它们就会阻碍康复进程（Glasner-Edwards et al. 2009）。下面列出了抑郁障碍的常见症状，如果其中一些症状在你清醒后持续超过一个月，请咨询专业人士，寻求可行的治疗建议。

抑郁症状

· 悲伤；

· 无法享受那些过去能给你带来快乐的事物；

· 无端哭泣；

· 疲惫；

· 躁动不安；

· 睡眠问题（无法入睡，或比平时睡得多）；

· 食欲改变（增加或减退）；

· 精力不足；

· 注意力无法集中；

· 日常生活中难以做决定（比如穿什么或吃什么）；

· 感到自己毫无价值；

· 感到没有希望；

· 有自我伤害或自杀的想法。

－ 导致抑郁和焦虑的认知偏差 －

在第六章，你了解了导致预警想法的认知偏差有哪些，这些类似的偏差还会加剧悲伤和焦虑程度。下面是焦虑和抑郁引发的认知偏差示例（参见第六章）。

· 非黑即白思维：当你用这种方式思考问题时，你会认为事物要么完全好，要么完全坏。例如，"我的另一半取消了我们周六的约会，我会孤独终老的"。

· 给好事打折：当你总是忽略或贬低某些事物的积极影响时，最终你只看得到潜在的消极影响。例如，"我的朋友夸我今天的衣服漂亮，可能只是因为她可怜我，我知道我很丑"。

· 妄下结论：正如字面意思，当你没有任何证据就对某个人或某种情况做出假设，这种"妄下结论"的思维偏差就产生了。"算命"是这种思维中的一种。例如，"我肯定得不到那份工作"；"这事肯定成不了"；"我做什么事都成不了"。

· 太把感受当真：这种思维的错误是，你把自己一时的感受当成现实状态的反映。例如，"我觉得无论干什么都不会让我开心的"；"我每天只能在痛苦中度过"。

· 自我责备：这种认知偏差是指过度责备自己。例如，"我在饮酒和用药方面做了那么多错误的决定，这都是我自己造成的"；"得抑郁症是我自己的错"。

· 给自己贴标签：你给自己一贴上消极的标签时，消极的情绪立刻显现。例如，"只有像我这样的失败者才需要成瘾治疗"；"我不能控制成瘾是因为我太软弱了"。

虽然还有一些其他类型的认知偏差，不过以上这些例子足以让你认清与抑郁和焦虑有关的思维错误了。在练习9.1中，你将探寻触发情绪的想法，并观察它们是否和你对酒精或药物的渴求有关。

练习9.1 情绪与渴求日志

想要明白什么类型的想法会触发你的悲伤或抑郁情绪，请填写下方的日志，并给抑郁程度和渴求强度评分（从1到10，1意味着非常轻微，10意味着最强）。

日期	情境	想法	抑郁程度评级（0～10）	渴求强度评分（0～10）

从上表中你能看出抑郁程度和渴求强度的联系吗？是在更抑郁的日子里你的渴求也更强烈，还是在你的抑郁评分更高时（当那些想法让你心情更糟糕时）渴求更强烈呢？是否有一些情境总是反复出现导致你抑郁？你可以多留意这些关联。明确是什么因素导致你的抑郁情绪，以及这些因素和饮酒、用药冲动之间的关系，可以帮助你在情绪低落的日子里预知渴求冲动的到来，运用新学的技巧来应对它们。

– 焦虑监控 –

抑郁的情绪让你更易复发，而抑郁症状和焦虑症状往往一起出现。也就是说，大多数患有抑郁症的人会经历某种程度的焦虑。焦虑障碍的类型有很多，下面简要列出常与成瘾共同出现的几种类别。

- 广泛性焦虑障碍：如果你有广泛性焦虑障碍，各种事情都会让你担心，小到生活中的小事，你也很艰难做决定，还会伴随其他焦虑症状，比如疲惫、紧张、烦躁、恶心等。

- 社交焦虑障碍：如果你有社交焦虑，这意味着与人打交道，比如与陌生人见面，还是在工作或其他场合发表讲话时，你都会非常紧张。这是因为你非常在意他人对自己的看法和评价。这种对自己的过度关注非常容易导致焦虑，并且带来气短、出汗、心悸、恶心、眩晕等不适。

- 惊恐发作或惊恐障碍：惊恐发作时会毫无预兆地出现强烈的恐惧感，伴随焦虑症状，如气短、出汗、头晕、心跳加快、恶心，害怕自己会疯掉，害怕自己会死掉。惊恐发作频繁便有可能发展成惊恐障碍。

- 创伤后应激障碍：一些经历过创伤性事件的人有可能发展出这种焦虑障碍，多形成于目睹或经历了一次危及生命的情况或是一次自然灾难，且在当时的情形下无助或恐惧到极点。对于一些人来说，这种经历会导致焦虑症状——麻木，做噩梦或闪回，抑郁，对未来不抱希望，很难与他人在情感上产生联结，回避那些让他们联想到创伤事件的事物。

如果你正在面临以上任何问题，建议你寻求精神健康专业人士的评估，获取确切的诊断和治疗建议。即便你没有那么严重，这些症状也可能在康复早期暂时恶化。因为随着酒精或药物在你的身体中减少，那些你在饮酒或用药期间一直压抑的情绪会浮现出来。用练习9.2的日志记录你的焦虑想法，努力找到它们出现的频率、与什么情境相关，以及它们和渴求及冲动的关系。

练习9.2 焦虑与渴求日志

下面的日志可帮你弄清哪些想法可能触发你的焦虑感。焦虑评级（从1到10，1代表非常轻微，10代表最强烈）。渴求强度评级，从0到10依次代表你当天对酒精或药物的渴求强度。

日期	情境	想法	焦虑程度评级 （0～10）	渴求强度评级 （0～10）

日期	情境	想法	焦虑程度评级 （0～10）	渴求强度评级 （0～10）

观察你在日志中的记录，寻找一些规律或者行为模式：你的焦虑想法和你对酒精或药物的渴求有什么关系？你是否注意到不同的焦虑想法中有相似的主题或情境？你可以用该日志进一步了解自己：你需要更多有关焦虑及其控制方法的资料吗？还是说，抑郁想法对你来说才是更严重的问题？理解那些让你感到脆弱的情绪，这将赋予你能量，帮助你康复。如果你正在接受咨询或治疗，你可以和你的咨询师或治疗师一起分析这些日志。

– 挑战消极思维 –

在本书前面的内容中，你学会了用 3T 法来挑战预警想法。3T 的内涵如下：（1）明确触发情境（identifying the triggering situation）；（2）描述你的想法（describing the thought）；（3）审视你的想法（placing the thought on trial）。你可以用同样的策略来挑战消极、抑郁或焦虑的想法，我们又称其为功能失调性想法。让我们来看看艾丽西亚的例子。

MORE　　　　　艾丽西亚的消极思维

艾丽西亚保持清醒近一个月了。她被邀请去参加一个工作聚会，地点是一个有酒吧的餐厅，她知道很多同事会去喝酒和跳舞。艾丽西亚决定邀请文斯一起去，文斯是她新的交往对象，不喝酒。文斯曾邀请她出去喝过几次咖啡，这是艾丽西亚第一次主动邀请他。他开心地接受了她的邀请，但是，聚会的前一天，文斯告诉艾丽西亚，他临时被叫去完成一项工作，没办法出席聚会了。他向她道歉，并想另择他日共进晚餐。艾丽西亚感到被拒绝，很受伤。她想，我可能看错他了。我一无所有。我敢肯定文斯一开始同意和我约会只是可怜我。我会孤独终老的。

要是放在过去，艾丽西亚肯定会因这类抑郁或焦虑的思维在聚会上感到紧张，甚至端起酒杯，但这次她用 3T 法来进行思维挑战。

触发情况：文斯取消了同她出席聚会的计划，她感到被拒绝。

功能失调性想法：我一无所有，我敢肯定文斯一开始同意和我约会只是可怜我。我会孤独终老的。

审视你的想法：艾丽西亚审视了文斯不想和她一起参加聚会的证据。

审视证据时问自己的问题	事实
"文斯同意只是因为他可怜我"的证据有哪些？	其实没有，他表示同意的时候很开心。
是否有证据表明文斯其实喜欢我，想和我一起参加聚会？	是。首先，到目前为止，我们所有喝咖啡的约会都是他提出的。其次，取消计划时，他立刻就提出了一个替代方案：另择他日与我共进晚餐。
我是不是真的一无所有？	其实，我确实希望我的生活丰富一些，但现在已经有几件非常好的事发生在我身上了：我正在戒断，我有一份工作，我和我的家人联系也非常紧密。
是否有证据证明我将孤独终老？	我在给自己"算命"。我不知道自己是否会一直孤独。我有过几段感情，尽管这些感情没能顺利进行下去，但我生活中的绝大多数时间都不是单身。况且，无论我是否正处于一段浪漫关系之中，我都不是真的孤单一个人。尽管我非常希望未来能有一位浪漫伴侣，但我始终都有家人和朋友陪伴左右。

艾丽西亚运用 3T 法审视了自己的想法，她现在看清了当初自己在思考中犯的几个错误：当她告诉自己文斯只是可怜她时，她给好事打了折；当她告诉自己一无所有时，她采用了非黑即白的思维方式；当她认为自己将孤独终老时，她犯了妄下结论的错误。结合"事实"一栏中的事实，艾丽西亚成功地挑战了她的消极想法，并将其替换成理性思维。

请在练习 9.3 中运用 3T 法挑战你的消极想法。

练习 9.3　挑战你的消极想法

请描述最近两次你感到抑郁或焦虑的情境。写下当时在你脑海中出现过的消极想法，以及你随之感受到的情绪。明确你犯了哪些思维错误后，用 3T 法来进行思维挑战。你可以参考练习 6.1 "思维挑战练习表"。

情境一： _____

消极想法，该想法引发的情绪： _____

审视你的想法： _____

支持想法正确的证据： _____

支持想法不正确的证据： _____

你的回应（你跟自己沟通更客观地对待这件事） _____

_____

_____

_____

_____

情境二： _____

消极想法，该想法引发的情绪： _____

审视你的想法： _____

支持想法正确的证据： _____

支持想法不正确的证据： _____

你的回应（你跟自己沟通更客观地对待这件事） _____

_____

_____

_____

－ 管理愤怒情绪 －

你在怒气冲冲时是否无法保持冷静？大多数人都是这样。如果这种情况经常发生，而愤怒情绪又恰好是一个可能的复发触发点，那么在康复中你就需要掌握一些健康的应对工具和发泄渠道。

一定要记住：发火除了让你感到糟糕、带来复发风险，还有诸多坏处。如果你因愤怒提高音量或用其他有攻击性的方式发脾气时：

· 你看起来就像是失去控制了。

· 人们不会尊重或认真对待你要表达的内容。

· 你得不到自己需要的东西。

· 你还会失去自尊。

控制愤怒情绪的第一步就是要明白愤怒带给你的感受。回忆一下你愤怒时的感受。身体的哪些部位感受到了愤怒？你产生了什么想法？把它们记录下来。

当我生气时——

这些是我经历过的身体感受：

_____

_____

这些是我经常产生的想法：

_____

_____

当愤怒情绪无法控制时，我用这些方法来表达：

_____

_____

有效管理愤怒情绪的下一步是要弄清楚什么东西会触发它。在接下来的练习 9.4 中，你将找到自己的愤怒触发点。在此之前，让我们先通过珍妮的例子看看无法控制的愤怒情绪会如何发酵并引发我们不想看到的后果的。

MORE   愤怒的珍妮

　　珍妮戒酒已有六周。最近，她和丈夫因家务多次发生冲突。他们的儿子萨米周六下午两点要进行篮球训练。珍妮想在下午一点左右和朋友聚会，她便让丈夫送萨米去练球。丈夫拒绝了，告知珍妮自己有其他事要做。珍妮还没来得及多问一句他就出门了。珍妮被激怒了。各种想法在她脑海中盘旋：他不尊重我，也不尊重我的时间！如果他一直这样，我就永远无法拥有自己的生活。我不能让他好过！珍妮打不通丈夫的电话，便怒吼着留了一条语音。恰好他的儿子看到了这一切，便问道："妈妈，你为什么这么生爸爸的气？你不喜欢陪我去练球吗？"听见儿子的问话，珍妮对自己的行为感到非常内疚和羞愧。突然，她感到一阵对酒精的强烈渴求。

　　审视珍妮的情况，你看到了情绪失控给她带来的严重后果。她感到一切都失控了；她对丈夫的回应解决不了问题；而且她无意间伤害了儿子，给儿子在愤怒情绪控制方面树立了糟糕的榜样。她羞愧万分，对酒精产生了强烈的渴求……

练习9.4　愤怒触发点

　　明确你自己的愤怒触发点是学习更有效地应对愤怒情绪的第一步。通常，愤怒触发点有以下五大类：

　　· 人物（如珍妮的丈夫）。

- 地点（例如，如果你容易在途中感到沮丧，难以控制愤怒情绪，那车里就是一个触发地点）。
- 情绪（例如，感到被拒绝、被忽视、焦躁不安或不耐烦）。
- 想法（例如，对他人工作效率低下的想法——"排队的人怎么这么多，我还赶着去别的地方呢！"）。
- 身体感觉（例如，酒精或药物戒断引起的身体不适诱发的烦躁和愤怒）。

请分类填写你的愤怒触发点：

人物：

_____

_____

地点：

_____

_____

情绪：

_____

_____

想法：

_____

_____

身体感觉：

_____

_____

让怒气飞一会儿

你现在清楚自己的愤怒触发点有哪些了，现在你要学会让怒气飞一会儿——当你感到愤怒，并想要立刻采取行动时，先给自己一点时间冷静下来。对于那些让你愤怒的事，不要立刻"上钩"一时冲动做出反应；你可以选择控制它、超越它，换一种方式应对它。这样你便能在回顾这件事时，认为"我对自己处理这件事的方式感到骄傲"。这并不意味着你不应该感到愤怒。愤怒控制并不是让你不去感受愤怒，而是让你控制应对它的方式。你可以采用以下这些策略。

在做出反应前，先在内心和自己对话。以下几句话可供参考：

· 我可以保持冷静，控制好情绪。

· 是否能控制好情绪取决于我自己。我知道我能做到。

· 我可以马上放松，我能以自己满意的方式处理问题。

· 我无法控制其他人的行为和感受。即使别人的行为激怒了我，我也只能控制我自己的行为。

要坚定。告诉别人你现在感到烦躁，在谈论此事之前，你需要一些时间冷静下来理清自己的思路。

离开当下这一情境。如果你的愤怒情绪已被触发，而你担心自己失控，那么离开这个情境是合理的应对策略。

专注于呼吸。当你情绪激动时，放松和冥想可以将神经系统带回本来的节奏。

从 1 数到 10。这样做可以让你快速冷静下来，以免失控或冲动。

允许自己哭出来。你需要一个情绪发泄的出口，允许自己找个地方大哭一场。哭比对别人发火要健康得多。

平静下来后，你要挑战自己的愤怒想法。你在第四章掌握的坚定自信的沟通技巧可以让你在愤怒时与他人进行有效沟通，实现自己的诉求。

回到珍妮的情境中，让我们来看看珍妮通过考虑自身行为的后果、进行内在对话挑战自己的愤怒想法来减轻愤怒感的过程。

触发情况：感到丈夫无视她的需求。丈夫拒绝陪萨米去参加篮球训练，这使她无法出席计划好的社交活动。

愤怒的想法：他不尊重我，也不尊重我的时间！如果他一直这样，我就永远无法拥有自己的生活。我不能让他好过！

其他回应方式：

· 我的愤怒合情合理，他知道无视我的需求会激怒我。但我不能因为他就一直愤怒下去。

· 等他回家我会跟他商量出一个提前计划周末的办法，到时候我就冷静下来了。

· 我要充分享受这个下午，带萨米去训练篮球，再去吃冰激凌。

· 我要为自己的不冷静向萨米道歉，还要告诉他有更好的表达愤怒的方法，这样我还来得及为他树立一个好榜样。

· 我知道我可以有愤怒情绪，不过现在我要做一个5分钟到10分钟的正念呼吸冥想。

上面任何一种替代回应方式都可以减轻珍妮的愤怒感，帮助她建立自信心。在练习9.5中，你将思考自己愤怒情绪的触发点，并计划以不同的方式做出回应。

练习 9.5 改变愤怒行为

请回忆一次愤怒的经历，在这次事件里，你使用了无益于解决问题的方式。现在，你要想出一种健康的反应方式。

当我感到愤怒时——

触发点是：_____

这些想法掠过了我的脑海：_____

_____

我的不健康反应是：_____

_____

_____

更健康的反应方式是：

_____

_____

_____

_____

_____

_____

_____

– 应对消极情绪 –

在本章中，你掌握了管理消极情绪的认知策略，即识别并挑战那些引起消极情绪的想法。这种方法虽然非常有效，但对你来说更好的选择可能是行为技巧（换句话说，就是做一些治愈性的事，而不是把所有事完全想清楚）或用时更少的认知技巧（比如，对自己说一些让自己安心的话语）。下面，我们来回顾一系列策略。在应对可能触发你用药需求的消极情绪（愤怒、悲伤、愧疚、羞耻、焦虑等消极情绪）时，你可使用这些策略。

- 使用你在第七章中学过的 5 分钟清醒呼吸练习。
- 做一些让你放松的事。比如：
    - 专注于呼吸。
    - 出去散步。
    - 洗个澡。
    - 听点音乐。
- 从练习 8.3 中的愉快活动中选一件去做。别忘了，愉快的活动会让你的心情好起来。
- 锻炼。发泄消极情绪时去锻炼收效不错。
- 找一个人聊天。如果你不想提烦心事就别提。有时候，只要听到支持的声音，你就有能量渡过难关。
- 去参加自助小组会议。
- 对自己说一些安心的话。很多时候，让我们一直焦虑或情绪低落的是那种沦落到某一境遇时不知所措的感觉。但事实不一定是这样。请告诉自己：
    - 我可以渡过这个难关。
    - 我能处理好这件事。
    - 我能够应对生活给我的任何挑战。
    - 我已经坚持到现在了，只需做好当下，坚持就是胜利。

- 我没必要评价我现在的感受，也不必做任何事。现在我只需要熬过这个时刻，以后再做决定。

· 给自己一些肯定。你正在努力经历一个艰难的时刻，而你没有喝酒没有用药。你凭借自己的意志用健康的方式防止自己陷入复发的漩涡，你很棒。

· 练习正念接纳。如果情况不可控，最有效的做法就是接纳。你可以对自己说：

  - 情况就是这样。

  - 虽然我不喜欢现在的状态，但我暂且可以容忍。

  - 我不会批判自己的感受。这就是我的体验。也许我可以从中学到一些东西。

－ 重温你的动机 －

无论触发饮酒或用药冲动的是什么，一定要反复强调自己努力保持清醒的原因，坚定康复目标。应对消极情绪也一样。回顾练习3.2 "解开心里的矛盾"。在这个练习中，我们列举了戒瘾和继续饮酒或用药的利弊。你也发现继续饮酒或用药的"好处"之一就是暂时缓解抑郁、焦虑情绪或其他触发性的消极情绪。现在再来对比一下你列出的继续饮酒或用药的弊端以及戒瘾的好处。你被消极情绪俘获时，可以重温这个练习。在仔细思考戒瘾的理由后，给自己保持清醒的动力评分（从0到10），0意味着你完全没有动力，10意味着你的动力强到不能再强了。

0 1 2	3 4 5	6 7	8 9 10
没有动力	有些许动力	有动力	有很大动力

177

无论你的动力水平处于哪个位置，都可以问一问自己，怎样才能提高至少 1 分。想要保持你的强大动力，请铭记自己克服艰难险阻保持清醒的原因。

小结

研究表明，消极情绪是常见的复发触发点之一。好消息是，那些你用于应对饮酒或用药渴求的技巧，同样可以用来应对消极情绪——比如挑战你的想法、练习正念冥想、学习接纳，以及参与愉快的活动，你只需要付诸实践。

现在，你掌握了在康复道路中的关键技能。在下一章，也就是本书最后一章，你将把学到的一切融为一体，建立一套综合的、个性化的复发预防计划。

第十章
个人康复计划

比起刚捧起这本书那会儿，你已经有了长足的进步。你实践了诸多技能，让自己保持清醒，为自己在康复中找到幸福、喜悦、平和铺平了道路。你了解了成瘾大脑的工作方式，也学习了认知行为疗法的使用技巧，接受了正念训练，做了动机练习，找到了替代药物和酒精的新的快乐源泉，并且你深刻理解了自己的复发触发点是如何引起自己饮酒或用药的。通过如此种种，你反复强化了自己的理性大脑。在本章中，我们将把你学到的所有技能整合为一个独具个性化的康复计划，帮助你在以后的日子里更加幸福、健康和清醒。

你可以通过以下几种方法来应用你学过的技能。首先，明确你的复发预警信号，一旦你自己或身边的人注意到这些信号，你知道接下来该怎么做。其次，尽管我们希望你不会"滑倒"或复发，但考虑到康复中的绝大多数人会复发那么一两次，你需要做好应对"滑倒"的准备，防止它转变为全面的复发。最后，你将把本书中的技能融会贯通，建立一套完善的、个性化的，对你最有效的复发预防计划。

比复发先行一步

好消息是，与刚开始阅读本书时相比，你现在明确了哪些事物会触发你，哪些事物会让你感到无力。有了这些知识，你就不那么容易被饮酒或用药的冲动所蒙蔽了。你只需留意将要发生的状况。

在你康复的最初的六个月里，预见并避免复发的最好方法之一就是在每周伊始花一点时间预想一下接下来这几天是否有潜在风险（包括家里、公司等可能引发饮酒或用药冲动的情况）。如果有，提前想好处理办法。若被触发，你会立即离场吗？你会短暂逗留吗？你会运用冥想技巧吗？你会请一个清醒的人陪在你身边吗？或者，你可以完全避免这种场合。

这里列举了一些备用方案。第六章的冲动规划工具真的非常有用。制订计划，每周完成，坚持时间越长越好（理想情况下，从康复开始算起至少坚持六个月）。如果你有咨询师或治疗师，你可以和他们讨论，咨询他们自己若被触发该如何做。

复发前的迹象

回想一下上一次你"滑倒"或复发的经历，你应该记得在你复发前实际上是出现过一些预警信号的。康复不仅和行为有关（例如，避免高风险情境，接受治疗，参与自助小组）——正如你所知，康复也是一种心态。

随着康复动力的加强或减弱，你离康复心态或近或远。尽管这并不一定意味着你一定会复发，但当它真的发生时，你能察觉得到，这样你才能采取行动，重塑动力，把自己拉回正轨。练习10.1列出了一些常见的预警信号。这些信号可能与你的心态或行为有关。回想一下你的复发经历；在复发的几天前甚至几周前，你经历了哪些变化，这些变化可能是行为上的、情绪上的，也可能是你对康复的看法。也许当时你并没有注意到那些预警信号，但现在你回头审视它时，事情的发展可能就更清晰了。

练习 10.1 我的复发预警信号

浏览下列预警信号，在你能识别的或你在之前的复发中观察到的预警信号前打钩。

_____ 减少或停止参与治疗或咨询。

_____ 想尽办法悄悄饮酒或用药。

_____ 经常幻想要是能喝酒或用药的话该多好，而忽略或不太考虑潜在的消极后果。

_____ 停止或减少参加匿名自助小组聚会，如戒酒者协会或康复训练等。

_____ 与世隔绝。

_____ 把自己置于高风险的情境中。

_____ 避免谈论你对保持清醒的复杂感受或质疑。

_____ 使用"首选药物"外的其他药物。

_____ 有强烈的消极情绪，如抑郁、焦虑、愤怒或烦躁。

_____ 无法融入康复的人群。

_____ 因自己的问题责备他人。

_____ 日常生活中没有太多有趣或愉快的活动 。

_____ 睡眠不好或睡眠不足。

_____ 逃避责任，例如逃避付账、做家务、照顾亲近的人，不去上班或上学。

_____ 避免谈论不愉快的情绪。

_____ 对重塑自己的生活毫不寄希望。

_____ 保留酒精、药物或相关用品。

_____ 保留过去一起用药的人的电话号码。

_____ 撒谎。

_____ 拒绝他人的帮助。

_____ 感到无聊，有大量的空闲时间却没有参与康复计划的时间。

_____ 和饮酒或用药的人待在一起。

_____ 当身边的人向你表达他们对你的生活或康复的担忧时，你很抵触。

其他复发预警信号：

_____

_____

_____

_____

_____

_____

现在，请回顾一下这个清单，找出风险最大的三个复发预警信号。制订计划，当你或身边的人发现任一信号时可立即实施。以下是一些可行的计划：

· 如果你有治疗师或咨询师，和他们讨论你的状况。

· 开始或重新开始治疗或咨询。

· 咨询一位精神科医生，测评是否需要借助药物来控制自己的心理症状（如抑郁情绪或焦虑情绪）。

· 增加参加自助小组聚会的频率。

· 如果你有 12 步骤项目互助对象，给他们打电话，如果没有，找一位。

· 复习本书中有关强化动力、挑战思维和增加愉快活动的练习。

· 落实锻炼计划，或升级现有计划。

你也许能想出其他办法。但这个列表至少可以让你知道应该从哪些方面入手应对这些预警信号。

对我来说风险最大的复发预警信号有以下三个：

预警信号一：

_____

_____

如果我发现这个预警信号出现，我计划——

_____

_____

预警信号二：

_____

_____

如果我发现这个预警信号出现，我计划——

_____

_____

预警信号三：

_____

_____

如果我发现这个预警信号出现，我计划——

_____

_____

阻止"滑倒"

你可能还记得我们对"滑倒"和复发的讨论。简要回顾一下，在保持清醒或戒断药物一段时间以后的第一次饮酒或用药，被称为一次"滑倒"。你下定决心要完全远离酒精或药物，很难想象自己有一天会"滑倒"；但有关成瘾的研究显示，清醒一段时间后，有饮酒用药的倾向也是成瘾疾病的一部分（NIDA 2010）。因此，我们要做好预防准备。

谨记，"滑倒"对康复的影响完全取决于你对它的回应。如果你愿意立即通过以下方式解决问题，那么一次"滑倒"就不会让你的进程受挫太大：（1）与你的咨询师、治疗师或互助对象讨论此事；（2）弄清楚哪里出了问题；（3）进一步采取保障措施，防止"滑倒"发展成一次复发。如果你允许一次"滑倒"长至几天、几周或更长时间，而你在此期间一直频繁地饮酒或用药，那么这就会变成一次复发。为了防止一次"滑倒"向复发的方向发展，你可以这样对自己说：

- 只要我不再重复它，我就能把这次"滑倒"甩在身后。
- 我可以把这次"滑倒"当成一次学习的机会。如果我能弄清楚这次为什么"滑倒"，我就能防止它再次发生。
- 我现在可能对此感到难过，但这种感觉会过去的。只要我尽快回到康复的道路上，不再浪费时间在饮酒或用药上，我很快就会恢复信心。

谨记，如果你发现自己已陷入失误螺旋心态，一定要把自己拉住。在第五章我们讨论过：一次"滑倒"或一次失误都可能引发一些功能失调的想法。比如，"我把一切都搞砸了"；"我根本就是个失败者"；"我永远没办法保持清醒"；"就算继续喝酒（或用药），我也没有更多可以失去的了"。要小心这种失误螺旋的思维定式，它会让一次"滑倒"演变成一次全面复发。为避免这种情况发生，你需要认清它的本质，有意识地将你的思维调整到一种认知行为疗法导向心态，将"滑倒"看做一次学习机会，相信自己一定能迅速翻过这一页。

以下这几步可帮你保持良好的康复心态，把自己带离失误螺旋模式，接受"滑倒"这一事实，并坚决让它成为过去。

- 回到第三章，增强动力。尤其要留意练习 3.2 中成瘾和继续饮酒或用药的利弊，以及练习 3.3 中增强动力的方法。保持和增强动力，是让理性大脑掌管大权、成功康复的关键。

- 在"滑倒"中学习。最好是找治疗师或咨询师帮你分析导致这次复发的一系列事件，弄清楚哪里出了问题。你们要一起考虑以下问题：

  - 过去几天、几周或几个月里，预警信号出现过吗？

  - 你有没有处理这些预警信号？如果有，你还能做些什么？如果没有，为什么？

  - 你是如何陷入那个致你复发的情境的？

  - 触发点是什么？

  - 复发是如何影响你的？

  - 下次遇到类似情况或触发点时，如何更有效地应对？

- 强化支持系统。一次"滑倒"意味着你的康复计划还有一个或多个薄弱环节。强化你康复中的社会支持或专业支持可以帮助你更好地预防复发。你可以通过以下方式强化支持系统：

  - 深入参加自助小组活动。

  - 进行治疗，或提高治疗的频率。

  - 多与康复中的人的交往（比如，与保持清醒状态的朋友喝咖啡，或者与康复中的人多接触）。

• 接受针对成瘾的药物治疗或心理健康治疗，与你的治疗师讨论是否应该对你目前的药物治疗方案做出调整。

你的个人复发预防计划

现在的你学完了所有章节，完成了所有练习，为康复做好了充分准备。你一一解锁了新技能，那些对你最有帮助的方法你牢记在心。

在这一节，你需要重温这些技能，标出那些你想在未来康复中使用的技能。这些技能中，有些是利于康复的普通的生活方式，它们能帮助你保持快乐心情、做好平衡，降低复发的风险（例如，做身心愉悦的活动、锻炼，和他人进行有效沟通等）；还有一些是适用于高风险情境的专业技能（如驾驭冲动、基于正念的清醒呼吸练习，以及挑战预警想法）。回顾你在本书中学到的技能，在你认为有帮助的技能前打钩。

动机强化技能

_____ 思考你当前所处的改变阶段（从 0 到 10），给你当前的戒瘾动机评分，并思考如何将动机评分提高至少 1 分。

_____ 总结继续饮酒或用药的好处和坏处、戒瘾的好处和坏处。

_____ 回顾酒精或药物给你的生活带来的问题。

_____ 如果你继续饮酒或用药，你认为会发生什么？

_____ 思考戒瘾对你的生活造成了哪些影响？它还会造成哪些影响？

_____ 总结你认为自己有能力做到并保持清醒的原因。

一般生活技能

_____ 留意那些看似无关紧要的决定。

_____ 选择并投入一项体育运动。

_____ 写锻炼日志。

_____ 完成锻炼计划，奖励自己。

_____ 在你的社交生活和家庭生活中，分辨出哪些关系是安全防护网，哪些关系是高风险的。

_____ 用坚定自信的沟通技巧，向他人提出要求，或坚决拒绝他人给你提供酒精或药物。

_____ 拓展你的社交网络。

_____ 制订日程计划。

_____ 找到并参加与饮酒或用药无关的健康愉快的活动。

_____ 坚持参加身心愉快的活动，奖励自己。

应对酒精或药物的具体技能

_____ 识别你的触发点。

_____ 注意自己的预警想法。

_____ 认识并挑战思维错误。

_____ 监控你的触发点和渴求。

_____ 扔掉所有的酒精、药物和相关用品。

_____ 通过驾驭冲动来应对渴求。

_____ 通过分散自己的注意力来应对饮酒或用药渴求。

_____ 推迟 15 分钟饮酒或用药决定来应对渴求。

_____ 运用冲动计划工具来预测高风险情境，并制订应对计划。

_____ 正念冥想。

_____ 运用清醒正念练习来应对饮酒或用药渴求。

_____ 正念接纳。

_____ 参与（或更多地参与）互助自助小组，如戒酒匿名会（AA）或康
复训练项目（SMART Recovery）。

情绪管理

_____ 监控你的情绪和渴求。

_____ 监控你的焦虑和渴求。

_____ 识别并挑战引发焦虑或抑郁情绪的消极想法。

_____ 识别愤怒触发点。

_____ 当你愤怒时，让怒气飞一会儿。

_____ 挑战你的愤怒想法。

请在每一类中挑出你的"首选"策略，将它们列入你的个人复发预防计
划之中。就你的经验而言，哪些策略最有效？阅读本手册前，你应对康复中
的挑战有哪些常用技能？

当我需要强化康复动力时，我会运用以下技能：

1. _____

2. _____

3. _____

我将在康复中使用以下生活技能：

1. _____

2. _____

3. _____

4. _____

5. _____

6. _____

一旦受到饮酒或用药诱惑，我计划使用以下相关具体技能：

1. _____

2. _____

3. _____

4. _____

5. _____

6. _____

一旦受到饮酒或用药诱惑，我可以给这些人打电话：

1. _____

2. _____

3. _____

我会继续使用的管理情绪技巧有：

1. _____

2. _____

3. _____

我在未来的康复中将继续使用的其他技能有：

1. _____

2. _____

3. _____

小　结

　　恭喜你，你凭借自己的努力和坚持读完了这本书。你掌握了很多关于成瘾科学的新信息，也尝试了多种不同类型的应对技巧。在这个过程中，你为自己稳定的康复进程打好了重要的基础。

　　现在，你可以运用一系列用于成瘾治疗的循证治疗技术，根据自己总结的复发预防计划灵活使用。你为过上平衡有序的幸福生活迈出了一大步。继续努力！你正在重新建立没有酒精和药物的快乐人生，所有的努力都是值得的。

致谢

本书融合了多种成瘾治疗方法。如果没有不同领域专家学者的支持和指引，这本书根本不可能诞生。在成长为临床工作者和科学家的过程中，得益于很多老师的帮助，我才有幸成为这一领域的专家。我对帮助过我的老师充满无限感激之情，他们是布鲁斯·欧佛米尔（Bruce Overmier）、桑德拉·布朗（Sandra Brown）、约翰·麦奎德（John McQuaid）和塔玛拉·沃尔（Tamara Wall）。我深深感谢托马斯·明茨（Thomas Mintz）的教导，他用他的智慧和学识启发了我，让我将专业知识与临床经验融合，终于使这个可以直接帮助成瘾者的书稿成形。

本书的写作源自一个想法——综合运用多种循证成瘾治疗方法，为成瘾者提供资源，帮助他们构建自己的康复方式——这种想法也源于与理查德·A.罗森（Richard A. Rawson）的一系列对谈，我极为感谢他帮我明确了这个想法。不仅如此，在我的职业生涯中，也是他一直激励我在成瘾科学和成瘾治疗之路上前行。

我非常珍视泰西莱娅·哈诺尔（Tesilya Hanauer）及其新先兆出版社（New Harbinger）同事专业的工作，他们为这本书付出了很多。他们是杰斯·毕比

（Jess Beebe）、马里萨·索利斯（Marisa Solís）和安吉拉·奥特里·戈登（Angela Autry Gorden）。我也同样感谢自由编辑苏珊·拉克鲁瓦（Susan LaCroix）。我还要特别感谢加州大学洛杉矶分校的埃莱娜·肖克龙·加尔诺（Hélène Chokron Garneau），感谢她为我的临床研究以及本书出版夜以继日的付出。我还要感谢资助我开发和评估成瘾及相关病症行为治疗的研究机构：美国国家药物滥用研究所（National Institute on Drug Abuse）、美国国家酒精成瘾和酒精滥用研究所（National Institute on Alcoholism and Alcohol Abuse）。感谢你们的帮助和支持！

我衷心感谢多年来与我合作过的来访者，是他们帮助我了解成瘾的心理，以及他们在康复过程中的痛苦挣扎。

最后，我要感谢我的家人在这个项目的进行过程中给予我的关爱和支持，我将永记在心。我深知，我是幸运的。

参考文献

American Psychiatric Association. 2013. *Diagnostic and Statistical Manual of Mental Disorders.* 5th ed. Arlington, VA: American Psychiatric Publishing.

Annis, H. M., and C. S. Davis. 1989. "Relapse Prevention Training: A Cognitive-Behavioral Approach Based on Self-Efficacy Theory." *Journal of Chemical Dependency Treatment* 2(2): 81–103.

Astin, J. A. 1997. "Stress Reduction Through Mindfulness Meditation: Effects on Psychological Symptomatology, Sense of Control, and Spiritual Experiences." *Psychotherapy and Psychosomatics* 66(2): 97–106.

Bowen, S., N. Chawla, and G. A. Marlatt. 2010. *Mindfulness-Based Relapse Prevention for Addictive Behaviors: A Clinician's Guide.* New York: Guilford Press.

Bowen, S., K. Witkiewitz, S. L. Clifasefi, J. Grow, N. Chawla, S. H. Hsu, H. A. Carroll, E. Harrop, S. E. Collins, K. Lustyk, and M. E. Larimer. 2014. "Relative Efficacy of Mindfulness-Based Relapse Prevention, Standard Relapse Prevention, and Treatment as Usual for Substance Use Disorders." *JAMA Psychiatry* 71(5): 547–556.

Breslin, F. C., M. Zack, and S. McMain. 2002. "An Information-Processing Analysis of Mindfulness: Implications for Relapse Prevention in the Treatment of Substance Abuse."

Clinical Psychology: Science and Practice 9(3): 275–299.

Brown, S. A., S. V. Glasner-Edwards, S. R. Tate, J. R. McQuaid, J. Chalekian, and E. Granholm. 2006. "Integrated Cognitive Behavioral Therapy Versus Twelve-Step Facilitation for Substance Dependent Adults with Depressive Disorders." *Journal of Psychoactive Drugs* 38(4): 449–460.

Budney, A. J., B. A. Moore, H. L. Rocha, and S. T. Higgins. 2006. "Clinical Trial of Abstinence-Based Vouchers and Cognitive-Behavioral Therapy for Cannabis Dependence." *Journal of Consulting and Clinical Psychology* 74(2): 307–316.

Carlson, L. E., M. Speca, K. D. Patel, and E. Goodey. 2004. "Mindfulness-Based Stress Reduction in Relation to Quality of Life, Mood, Symptoms of Stress and Levels of Cortisol, Dehydroepiandrosterone Sulfate (DHEAS) and Melatonin in Breast and Prostate Cancer Outpatients." *Psychoneuroendocrinology* 29(4): 448–474.

Centers for Disease Control. 2015. "How Much Physical Activity Do Adults Need?" Retrieved from http://www.cdc.gov/physicalactivity/everyone/guidelines/adults.html.

Childress A. R., R. N. Ehrman, Z. Wang, Y. Li, N. Sciortino, J. Hakun, W. Jens, J. Suh, J. Listerud, K. Marquez, T. Franklin, D. Langleben, J. Detre, and C. P. O'Brien. 2008. "Prelude to Passion: Limbic Activation by Unseen Drug and Sexual Cues." *PLoS ONE* 3(1): e1506.

Church S. H., J. L. Rothenberg, M. A. Sullivan, G. Bornstein, and E. V. Nunes. 2001. "Concurrent Substance Use and Outcome in Combined Behavioral and Naltrexone Therapy for Opiate Dependence." *American Journal of Drug and Alcohol Abuse* 27: 441–452.

Cuijpers, P., F. Smit, and A. van Straten. 2007. "Psychological Treatments of Subthreshold Depression: A Metaanalytic Review." *Acta Psychiatrica Scandinavica* 115(6): 434–441.

Daughters, S. B., A. R. Braun, M. N. Sargeant, E. K. Reynolds, D. E. Hopko, C. Blanco, and C. W. Lejuez. 2008. "Effectiveness of a Brief Behavioral Treatment for Inner-City Illicit Drug Users with Elevated Depressive Symptoms: The Life Enhancement Treatment for Substance Use (LETS ACT!)." *Journal of Clinical Psychiatry* 69: 122–129.

DeVito, E. E., P. D. Worhunsky, K. M. Carroll, B. J. Rounsaville, H. Kober, and M. N. Potenza.

2012. "A Preliminary Study of the Neural Effects of Behavioral Therapy for Substance Use Disorders." *Drug and Alcohol Dependence* 122(3): 228–235.

Di Chiara, G., and A. Imperato. 1988. "Drugs Abused by Humans Preferentially Increase Synaptic Dopamine Concentrations in the Mesolimbic System of Freely Moving Rats." *Proceedings of the National Academy of Sciences* 85(14): 5274–5278.

Dobson, K. S. 2013. "The Science of CBT: Toward a Metacognitive Model of Change?" *Behavior Therapy* 44(2): 224–227.

Dolezal, B. A., J. Chudzynski, T. W. Storer, M. Abrazado, J. Penate, L. Mooney, D. Dickerson, R. A. Rawson, and C. B. Cooper. 2013. "Eight Weeks of Exercise Training Improves Fitness Measures in Methamphetamine-Dependent Individuals in Residential Treatment." *Journal of Addiction Medicine* 7(2): 122–128.

Enoch, M. 2012. "The Influence of Gene-Environment Interactions on the Development of Alcoholism and Drug Dependence." *Current Psychiatry Reports* 14(2): 150–158.

Epstein, E. E. and B. S. McCrady. 2009. *Overcoming Alcohol Use Problems: A Cognitive-Behavioral Treatment Program.* New York: Oxford University Press.

Evans, S., S. Ferrando, M. Findler, C. Stowell, C. Smart, and D. Haglin. 2008. "Mindfulness-Based Cognitive Therapy for Generalized Anxiety Disorder." *Journal of Anxiety Disorders* 22(4): 716–721.

Farabee, D., R. Rawson, and M. McCann. 2002. "Adoption of Drug Avoidance Activities Among Patients in Contingency Management and Cognitive-Behavioral Treatments." *Journal of Substance Abuse Treatment* 23: 343–350.

Glasner-Edwards, S., P. Marinelli-Casey, R. Gonzales, M. Hillhouse, A. Ang, L. J. Mooney, and R. Rawson. 2009. "Depression Among Methamphetamine Users: Association with Outcomes from the Methamphetamine Treatment Project at Three-Year Follow-Up." *Journal of Nervous and Mental Disease* 197: 225–231.

Glasner-Edwards, S. L. J. Mooney, A. Ang, H. C. Garneau, E. Hartwell, M. Brecht, and R. A.

Rawson. Forthcoming. "Mindfulness-Based Relapse Prevention for Stimulant Dependent Adults: A Pilot Randomized Clinical Trial." *Addiction.*

Glasner-Edwards, S., L. J. Mooney, A. Ang, M. Hillhouse, and R. Rawson. 2013. "Does Post-Traumatic Stress Disorder Affect Post-Treatment Methamphetamine Use?" *Journal of Dual Diagnosis* 9(2): 123–128.

Green, L., and J. H. Kagel, (Eds.) 1996. *Advances in Behavioral Economics, Vol. 3: Substance Use and Abuse.* Norwood, NJ: Ablex.

Hanson, G. R. 2002. "New Insights into Relapse." *NIDA Notes* 17:3. National Institute on Drug Abuse. National Institute of Health. U.S. Department of Health and Human Services.

Hettema, J., J. Steele, and W. R. Miller. 2005. "Motivational Interviewing." *Annual Review of Clinical Psychology* 1: 91–111.

Higgins, S. T., S. M. Alessi, and R. L. Dantona. 2002. "Voucher-Based Incentives. A Substance Abuse Treatment Innovation." *Addictive Behaviors* 27(6): 887–910.

Kabat-Zinn J., A. O. Massion, J. Kristeller, L. G. Peterson, K. E. Fletcher, L. Pbert, W. R. Lenderking, and S. F. Santorelli. 1992. "Effectiveness of a Meditation-Based Stress Reduction Program in the Treatment of Anxiety Disorders." *American Journal of Psychiatry* 149(7): 936–943.

Kabat-Zinn J. 1982. "An Outpatient Program in Behavioral Medicine for Chronic Pain Patients Based on the Practice of Mindfulness Meditation: Theoretical Considerations and Preliminary Results." *General Hospital Psychiatry* 4(1): 33–47.

Kabat-Zinn, J. 1990. *Full Catastrophe Living: Using the Wisdom of Your Body and Mind to Face Stress, Pain, and Illness.* New York: Delacorte.

Kabat-Zinn, J. 2003. "Mindfulness-Based Interventions in Context: Past, Present, and Future." *Clinical Psychology: Science and Practice* 10(2): 144–156.

Kelly, J. F., and M.C. Greene. 2014. "Where There's a Will There's a Way: A Longitudinal Investigation of the Interplay Between Recovery Motivation and Self-Efficacy in Predicting

Treatment Outcome." *Psychology of Addictive Behaviors* 28(3): 928–934.

Kelly, J. F., B. Hoeppner, R. L. Stout, and M. Pagano. 2012. "Determining the Relative Importance of the Mechanisms of Behavior Change Within Alcoholics Anonymous: A Multiple Mediator Analysis." *Addiction* 107: 289–299.

Kendler, K. S., L. M. Karkowski, M. C. Neale, and C. A. Prescott. 2000. "Illicit Psychoactive Substance Use, Heavy Use, Abuse, and Dependence in a US Population-Based Sample of Male Twins." *Archives of General Psychiatry* 57: 261–269.

Larimer, M. E., R. S. Palmer, and G. A. Marlatt. 1999. "Relapse Prevention. An Overview of Marlatt's Cognitive-Behavioral Model." *Alcohol Research and Health* 23(2): 151–160.

Magidson, J. F., S. M. Gorka, L. MacPherson, D. R. Hopko, C. Blanco, C. W. Lejuez, and S. B. Daughters. 2011. "Examining the Effect of the Life Enhancement Treatment for Substance Use (LETS ACT) on Residential Substance Abuse Treatment Retention." *Addictive Behaviors* 36(6): 615–623.

Marlatt, G. A., and J. R. Gordon (Eds). 1985. *Relapse Prevention: Maintenance Strategies in the Treatment of Addictive Behaviors*. New York: Guilford Press.

Marlatt, G. A. 1996. "Taxonomy of High-Risk Situations for Alcohol Relapse: Evolution and Development of a Cognitive-Behavioral Model." *Addiction* 91(suppl): 37–49.

Marlatt, G. A. and B. D. Ostafin. 2005. "Being Mindful of Automaticity in Addiction: A Clinical Perspective." In *Handbook of Implicit Cognition and Addiction*, edited by R. W. Wiers and A. W. Stacy. Thousand Oaks, CA: Sage.

Mazzucchelli, T., R. Kane, and C. Rees. 2009. "Behavioral Activation Treatments for Depression in Adults: A Meta-Analysis and Review." *Clinical Psychology: Science and Practice* 16(4): 383–411.

McAuliffe W. E. 1990. "A Randomized Control Trial of Recovery Training for Opioid Addicts in New England and Hong Kong." *Journal of Psychoactive Drugs* 22: 197–209.

McLellan, A. T., D. C. Lewis, C. P. O'Brien, and H. D. Kleber. 2000. "Drug Dependence, a

Chronic Medical Illness: Implications for Treatment, Insurance, and Outcomes Evaluation." *JAMA.* 284(13): 1689–1695.

Miller, W. R. 1983. "Motivational Interviewing with Problem Drinkers." *Behavioral Psychotherapy* 11: 147–172.

Miller, W. R. 1996. "Motivational Interviewing: Research, Practice, and Puzzles." *Addictive Behaviors* 21(6): 835–842.

Mooney, L. J., Cooper, C., London, E. D., Chudzynski, J., Dolezal, B., Dickerson, D., Brecht, M. L., Penate, J., and Rawson, R. A. 2014. Exercise for Methamphetamine Dependence: Rationale, Design, and Methodology. *Contemporary Clinical Trials,* 37(1): 139–147.

Morgenstern, J., E. Labouvie, B. S. McCrady, C. W. Kahler, and R. M. Frey. 1997. "Affiliation with Alcoholics Anonymous After Treatment: A Study of Its Therapeutic Effects and Mechanisms of Action." *Journal of Consulting and Clinical Psychology* 65: 768–777.

NIDA (National Institute on Drug Abuse). 2010. *Drugs, Brains, and Behavior: The Science of Addiction.* NIH Pub No. 10–5605.

Pollack, M. H., S. A. Penava, E. Bolton, J. J. Worthington III, G. L. Allen, F. J. Farach, and M. W. Otto. 2002. "A Novel Cognitive-Behavioral Approach for Treatment-Resistant Drug Dependence." *Journal of Substance Abuse Treatment* 23: 335–342.

Prochaska, J. O., C. C. DiClemente, and J. C. Norcross. 1992. "In Search of How People Change: Applications to Addictive Behaviors." *American Psychologist* 47(9): 1102–1114.

Ramel, W., P. R. Goldin, P. E. Carmona, and J. R. McQuaid. 2004. "The Effects of Mindfulness Meditation on Cognitive Processes and Affect in Patients with Past Depression." *Cognitive Therapy and Research* 28(4): 433–455.

Rawson R. A., J. Chudzynski, L. Mooney, R. Gonzales, A. Ang, D. Dickerson, J. Penate, B. A. Salem, B. Dolezal, and C. B. Cooper. 2015. "Impact of an Exercise Intervention on Methamphetamine Use Outcomes Post-Residential Treatment Care." *Drug and Alcohol Dependence.* Under review.

Rawson, R. A., P. Marinelli-Casey, M. D. Anglin, A. Dickow, Y. Frazier, C. Gallagher, G. P. Galloway, J. Herrell, A. Huber, M. J. McCann, J. Obert, S. Pennell, C. Reiber, D. Vandersloot, and J. Zweben. 2004. "A Multi-Site Comparison of Psychosocial Approaches for the Treatment of Methamphetamine Dependence." *Addiction* 99(6): 708–717.

Roemer, L., and S. M. Orsillo. 2003. "Mindfulness: A Promising Intervention Strategy in Need of Further Study." *Clinical Psychology: Science and Practice* 10(2): 172–178.

Rohsenow, D. J., P. M. Monti, R. A. Martin, S. M. Colby, M. G. Myers, S. B. Gulliver, R. A. Brown, T. I. Mueller, A. Gordon, and D. B. Abrams. 2004. "Motivational Enhancement and Coping Skills Training for Cocaine Abusers: Effects on Substance Use Outcomes." *Addiction* 99(7): 862–874.

Shapiro, S. L., G. E. Schwartz, and G. Bonner. 1998. "Effects of Mindfulness-Based Stress Reduction on Medical and Premedical Students." *Journal of Behavioral Medicine* 21(6): 581–599.

Sheff, D. 2014. "How Philip Seymour Hoffman Could Have Been Saved." *Time*, Feb. 2. Retrieved from http://time.com/3390/how-philip-seymour-hoffman-could-have-been-saved.

Sinha R. 2007. "The Role of Stress in Addiction Relapse." *Current Psychiatry Reports* 9: 388–395.

Sinha, R. 2008. "Chronic Stress, Drug Use, and Vulnerability to Addiction." *Annals of the New York Academy of Sciences* 1141: 105–130.

Stein M. D., D. S. Herman, D. A. Solomon, J. L. Anthony, B. J. Anderson, S. E. Ramsey, and I. W. Miller. 2004. "Adherence to Treatment of Depression in Active Injection Drug Users: The Minerva Study." *Journal of Substance Abuse Treatment* 26: 87–93.

Sturmey, P. 2009. "Behavioral Activation Is an Evidence-Based Treatment for Depression." *Behavior Modification* 33(6): 818–829.

Tate, S. R., J. Wu, J. R. McQuaid, K. Cummins, C. Shriver, M. Krenek, and S. A. Brown. 2008. "Comorbidity of Substance Dependence and Depression: Role of Life Stress and Self-Efficacy in Sustaining Abstinence." *Psychology of Addictive Behaviors* 22(1): 47–57.

Timko, C., R. Billow, and A. DeBenedetti. 2006. "Determinants of 12-step Group Affiliation and Moderators of the Affiliation-Abstinence Relationship." *Drug and Alcohol Dependence* 83(2): 111–121.

Tsuang, M. T., M. J. Lyons, J. M. Meyer, T. Doyle, S. A. Eisen, J. Goldberg, W. True, N. Lin, R. Toomey, and L. Eaves. 1998. "Co-Occurrence of Abuse of Different Drugs in Men: The Role of Drug-Specific and Shared Vulnerabilities." *Archives of General Psychiatry* 55(11): 967–972.

Tsuang M. T., W. M. Stone, and S. V. Faraone. 2001. "Genes, Environment, and Schizophrenia." *British Journal of Psychiatry* 178(40): s18–s24.

Volkow, N. D., L. Chang, G. Wang, J. S. Fowler, D. Franceschi, M. Sedler, S. J. Gatley, E. Miller, R. Hitzemann, Y. Ding, and J. Logan. 2001. "Loss of Dopamine Transporters in Methamphetamine Abusers Recovers with Protracted Abstinence." *Journal of Neruoscience* 21(23): 9414–9418.

Williams, K. A., M. M. Kolar, B. E. Reger, and J. C. Pearson. 2001. "Evaluation of a Wellness-Based Mindfulness Stress Reduction Intervention: A Controlled Trial." *American Journal of Health Promotion* 15(6): 422–432.

Witkiewitz K., M. K. Lustyk, and S. Bowen. 2013. "Retraining the Addicted Brain: A Review of Hypothesized Neurobiological Mechanisms of Mindfulness-Based Relapse Prevention." *Psychology of Addictive Behaviors* 27(2): 351–365.

心怀对读者的尊重与慈悲，作者介绍了前沿、全面、互动的戒瘾康复手段。任何与成瘾心魔做斗争的人都会在本书中找到切实的帮助和希望。

——特里·切尼（Terri Cheney）

纽约时报畅销书 *Manic: Memoir* 作者

本书出色地将现代科学付诸实践技能，不仅阐释了与成瘾相关的基础脑部变化，而且开辟了一条通往行为改变和康复的系统性道路。格拉斯纳－爱德华兹把成瘾科学的精华转化为常识，并手把手加以指导。我认为它是实用且强有力的助人康复工具，成瘾者及其亲友皆能从本书中受益。

——托马斯·麦克莱伦（Thomas McLellan）

Treatment Research Institute 创始人及主席

美国白宫国家禁毒政策办公室前主任

格拉斯纳－爱德华兹在《戒瘾康复技能手册》中呈现了业内领先的资源，以尊重、直接、清晰的方式为读者提供了建立动机、引起改变、保持成果所需的必要工具和关键方法。格拉斯纳 - 爱德华兹巧妙地整合了过去五十年循证方法最重要的创新：认知行为疗法、正念技术和动机访谈。大量研究表明，此三者在帮助个体达成戒瘾和清醒目标时均发挥了显著作用。格拉斯纳 - 爱德华兹为解决药物滥用问题创造了绝佳的工具，我预见本书将成为业内标杆。

——约翰·R. 麦奎德（John R. McQuaid）博士，

加州大学旧金山分校临床心理学教授

旧金山退伍军人医疗中心精神健康临床管理副主任

Peaceful Mind 一书作者

药瘾是破坏力巨大的疾病，影响数百万患者和家庭的生计。作为美国最博学的药瘾专家之一，格拉斯纳 - 爱德华兹以流畅的书写和权威的视角呈现了先进的药瘾治疗方案，并用通俗易懂的语言阐明了药瘾背后复杂的科学原理。最重要的是，她为受苦者提供了战胜病魔的指导。本书将帮助消除药瘾引起的耻感，拯救无数生命。

——大卫·谢菲（David Sheff）

记者，纽约时报畅销书作家

在这本自我关怀的书中，格拉斯纳 - 爱德华兹提出了药瘾治疗领域急需的新方案，给挣扎于药瘾的人们带来可行的希望。本书揭开了药瘾的神秘面纱，指导患者与专业人士有效沟通。它呈现了一系列互动的、循证的治疗工具和技巧，以促成自我驱动的行为改变。通过整合多种不同方法，包括认知行为疗法、正念和动机访谈，本书为对抗这一破坏性极强的疾病提供了强有力的工具。

——凯伦·米奥托（Karen Miotto），医学博士

加州大学洛杉矶分校精神病学和生物行为学临床教授

加州大学洛杉矶分校成瘾治疗医学中心主任

我从事药瘾的临床研究超过十五年，毫不夸张地说，这不是一本普通的自救手册。格拉斯纳-爱德华兹将认知行为疗法、正念技术和动机增强疗法精湛地整合为一套直指成瘾者需求的教程。然而，它绝非只教人"怎样"执行这些至关重要的前沿治疗策略。这本技能手册亦对何时、何地、以何种方式寻求帮助给出了清晰的建议，列出康复过程中的常见现象，将新策略置于传统方法的视域内（12 步骤疗法、正念等）。这些内容有助于消除人们对药瘾治疗的成见，如关于后果的污名与迷思，以及矛盾或间断的照料与看护。本书亦为多种生活方式（例如健身、社交和沟通）和常见的共病（例如抑郁、焦虑）提供了解决方案，故任何程度的成瘾者均能从中受益。本书全面达成了上述目标，格拉斯纳-爱德华兹为成瘾者群体提供了真正的帮助。我会向我所有的临床同事推荐此书！

——弗朗西斯·凯-蓝金（Frances Kay-Lambkin）

澳大利亚新南威尔士大学国家毒品与酒精研究中心副教授

本书整合了认知行为疗法、动机访谈、正念疗法等多种循证疗法，提供了一套系统便捷的成瘾问题干预方法，并以清晰明了、操作性强的手册

呈现出来。这套方法已被广泛应用在国外的临床成瘾干预和成瘾者自助实践中，相信本书也会给国内相关工作者和面对相关问题的人群带来治疗的福音。

——庄晓丹，《空洞的心：成瘾的真相与疗愈》主译

这本书让我想起我曾经在成瘾者服务机构工作的经历——给我留下的最大的感悟是，不要妖魔化成瘾人士，不要区别看待成瘾人士。成瘾人士并非"他者"，而是陷入了困境的"我们"。我们与成瘾者之间的距离远比我们以为的更小。而作为成瘾者，你需要知道最终你必须直面你的问题，当你扛起问题的时候，就是你不再需要你的瘾的时候。

——钱庄，泛心理生活方式品牌 KnowYourself 创始人

因缺乏有效的成瘾行为改善工具，成瘾者及其亲友在深受物质成瘾之苦的同时，也遭受污名化，被困在恶性循环中无法逃脱。本书根据酒精和药物成瘾的神经生物学最新研究，结合动机访谈、认知行为、正念这三种最有效的成瘾治疗方法，制订出重新训练大脑的七步法，供成瘾者及亲友自助使用，也为专业人士提供了解决成瘾问题的具体思路。

——宋歌，美国理海大学咨询心理学博士